隠された真相を暴け!
クイズ なるほど the 法医学

岩瀬博太郎・石原憲治【編】

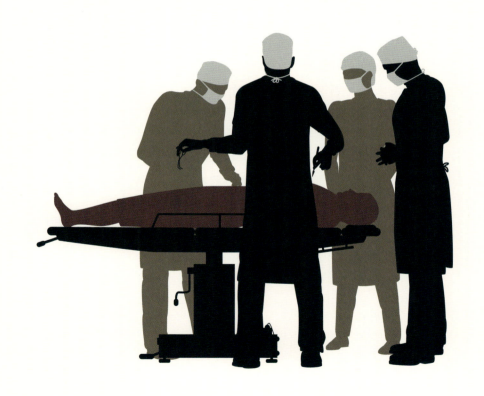

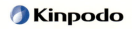

●執筆者一覧

編　集

岩瀬博太郎　千葉大学大学院医学研究院付属法医学教育研究センター 教授
　　　　　　東京大学大学院医学系研究科法医学講座 教授

石原憲治　　京都府立医科大学大学院医学研究科法医学教室 特任教授
　　　　　　千葉大学大学院医学研究院付属法医学教育研究センター 特任研究員

執筆者 (執筆順)

槇野陽介　　東京大学大学院医学系研究科法医学講座 准教授
　　　　　　千葉大学大学院医学研究院付属法医学教育研究センター 特任准教授

千葉文子　　東京大学大学院医学系研究科法医学講座 助教
　　　　　　千葉大学大学院医学研究院付属法医学教育研究センター 特任助教

矢島大介　　国際医療福祉大学医学部法医学 教授

猪口　剛　　千葉大学大学院医学研究院付属法医学教育研究センター 講師
　　　　　　東京大学大学院医学系研究科法医学講座 特任助教

本村あゆみ　千葉大学大学院医学研究院付属法医学教育研究センター 助教
　　　　　　東京大学大学院医学系研究科法医学講座 特任助教

鳥光　優　　東京大学大学院医学系研究科法医学講座 助教
　　　　　　千葉大学大学院医学研究院付属法医学教育研究センター 特任助教

斉藤久子　　千葉大学大学院医学研究院付属法医学教育研究センター 准教授

安部寛子　　千葉大学大学院医学研究院付属法医学教育研究センター 助教

永澤明佳　　千葉大学大学院医学研究院付属法医学教育研究センター 助教

咲間彩香　　千葉大学大学院医学研究院付属法医学教育研究センター 特任助教

吉田真衣子　千葉大学大学院医学研究院付属法医学教育研究センター 特任研究員

はじめに

　法医学と聞くと、多くの方がテレビドラマの法医学をイメージすると思います。ドラマでは、解剖によって殺人事件を見つけ出し、警察とともに犯人を捕まえる姿が描かれていますが、実際の法医学の世界はそれとはだいぶ異なっております。

　法医学は自然科学である医学を基礎として、法律上の問題を研究、鑑定する医学であるとされています。ドラマのように犯罪を見つけ出すことも目的の一つですが、その他に、災害、疫病といった国民にとっての脅威が発生した場合、国民の身体的あるいは心理的な被害の拡大を防ぐ役割も担っております。また、死体ばかりでなく、傷害を受けた生体の診察を行い、客観的な証拠保全を行うことで、被害者の保護を促したり、傷害事件の裁判を公平公正に進行させることも法医学の仕事の一つとされています。

　本書は、そうした様々な法医学をわかりやすく紹介することを目的として、千葉大学と東京大学で法医学を専門としている若手法医学者を中心に作られたものです。本書が、きっかけとなり、法医学に対する興味や理解が深まるとすれば幸いです。

2017 年 11 月

岩瀬博太郎

目　次

はじめに i

Part 1　死体及び生体の損傷のみかた　　　1

1．刺し傷の訴え（矢島大介）.. 2

2．打撲はどこから？（矢島大介）.. 8

3．銃口の先（矢島大介）.. 14

4．牙を向けたもの（矢島大介）.. 20

5．温かい死体（猪口　剛）.. 27

6．緑の死体（猪口　剛）.. 31

7．乳児の急変（千葉文子）.. 37

8．身体的虐待（猪口　剛）.. 43

9．泣きやまない理由は（猪口　剛）.. 47

10．その顔のうっ血は（猪口　剛）.. 50

Part 2　死亡時及び死後の画像診断　　　59

11．もしも検査が追加できるなら（槇野陽介）.. 61

12. 黄昏時の事故 （槙野陽介） ……………………………………………… 67

13. 孤独な老人の死 （槙野陽介） …………………………………………… 73

14. 家族と暮らす高齢女性の突然死 （槙野陽介） ……………………… 78

15. うつぶせ寝乳児の突然死 （槙野陽介） ……………………………… 84

Part 3　薬毒物、個人識別、災害対応など　　91

16. 覚醒剤反応 （安部寛子） ………………………………………………… 93

17. 歯は語る （咲間彩香） …………………………………………………… 97

18. 咬傷 （咲間彩香） ………………………………………………………… 101

19. 高校生のプールでの突然死 （斉藤久子） …………………………… 105

20. 頭蓋骨のみの司法解剖 （鳥光　優） ………………………………… 111

21. 災害対応 （本村あゆみ） ………………………………………………… 119

Part 4　異状死体の届け出と検案　　125

22. 浴室での急死 （岩瀬博太郎・石原憲治） …………………………… 127

23. 届出の要不要 （岩瀬博太郎・石原憲治） …………………………… 131

24. 死亡診断書と死体検案書 （岩瀬博太郎・石原憲治） ……………… 135

25. 死亡診断書/死体検案書【院内死亡編】 （本村あゆみ） ………… 141

26. 死亡診断書/死体検案書【院外死亡編】（本村あゆみ）・・・・・・・・・・・・・・・ 146

27. わが国の解剖制度（石原憲治）・・・・・・・・・・・・・・・・・・・・・・・・・・・・・・・・・ 151

コラム

死因の推移（岩瀬博太郎）・・・・・・・・・・・・・・・・・・・・・・・・・・・・・・・・・・・・・・・ 7

プノンペン，1978年（吉田真衣子）・・・・・・・・・・・・・・・・・・・・・・・・・・・・・・ 19

法医学者は生きている人間を診る？ ～臨床法医学～ （猪口 剛）・・・・・・・ 26

自殺の取扱い（石原憲治）・・ 42

日本の「いい」加減な薬物分析（安部寛子）・・・・・・・・・・・・・・・・・・・・・・・ 66

法人類学分野における画像の有用性（鳥光 優）・・・・・・・・・・・・・・・・・・・ 72

海外における歯科身元確認（咲間彩香）・・・・・・・・・・・・・・・・・・・・・・・・・・ 99

誰が生きていて誰が死んでいるのかわからない日本（咲間彩香）・・・・・・ 116

日本人はディーエヌエーがお好き（斉藤久子）・・・・・・・・・・・・・・・・・・・・ 123

横顔（吉田真衣子）・・ 130

被疑者に殺意はあったのだろうか（矢島大介）・・・・・・・・・・・・・・・・・・・・ 138

海外の届出制度（石原憲治）・・・・・・・・・・・・・・・・・・・・・・・・・・・・・・・・・・・・ 139

日本の法医学はいつ始まったか（石原憲治）・・・・・・・・・・・・・・・・・・・・・・ 145

消えた凶器（吉田真衣子）・・・・・・・・・・・・・・・・・・・・・・・・・・・・・・・・・・・・・・ 149

足利事件に思う（永澤明佳）・・・・・・・・・・・・・・・・・・・・・・・・・・・・・・・・・・・・ 154

付録

法医学会異状死ガイドライン・・・・・・・・・・・・・・・・・・・・・・・・・・・・・・・・・・・・ 155

海外の死因究明制度・・・ 158

得点表・・・ 161

索引・・・ 162

Part 1

死体及び生体の損傷のみかた

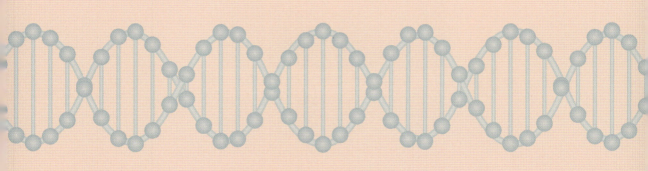

1. 刺し傷の訴え

　30歳代女性，見知らぬ男性に襲われたとのことで，救急搬送された。胸部に複数の創を認め，開胸心臓マッサージを行うも心拍再開せず死亡確認となった。2日後に大学で行われた司法解剖では，胸部の創は心臓に達していることがわかり，死斑はほとんど発現していなかった。死因は失血死と推定された。心臓に達していた創が一番深く，この創を閉じて測定した時の長さは約4cm，この創は心臓を貫通し，食道の直前で停止しており，皮膚表面から創の終点までの長さは約8cmであった。女性に認められた創の一つを図1，図2に示す。

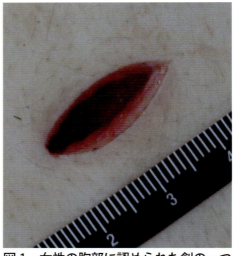

図1　女性の胸部に認められた創の一つ

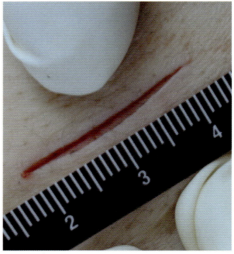

図2　創を閉じたところ

Q1-1　創の写真を見て予想される凶器（成傷器）は？

1．両刃（諸刃）のナイフ
2．片刃の包丁
3．アイスピック
4．カミソリ

Q1-2　成傷器の形状はどのようなものか？

1．刃の長さは約 8cm 以上，刃の幅は先端から 8cm までの部位では 4cm 以下。
2．刃の長さは約 8cm 未満，刃の幅は 4cm を超える。
3．先端が鋭で先端から柄までの長さが約 8cm，断面は正方形でその対角線が 4cm の鋭器。
4．先端が鋭で先端から柄までの長さが約 8cm，断面は円形でその直径が 4cm の鋭器。

4 Part 1 死体及び生体の損傷のみかた

解説

　法医学の主要な仕事の一つに損傷の評価というものがある。これは，その損傷がどのように形成されたか，形成機序を考察することと，その損傷がどのような障害を与えたか，重症度を評価することだ。そのため法医学では創の観察は重要だ。創を詳細に観察すると，そこから多くの事がわかる。

　創をよく観察すると，創の辺縁はどこも鋸歯状（不整）ではなく直線的（整）だ。また，創の中（創洞）を観察すると皮下の組織もきれいに切断されている。これは鈍的な成傷器ではなく，鋭的な成傷器であることを示している。さらに，創の両端をよく観察すると一方は尖っている（鋭）のに対し，もう一方には角がある（鈍）。これは鋭の方が刃で，鈍の方が刀背（みね）であることを示し，この成傷器は片刃のものと推定される。

　Q1 の解答は 2．片刃の刃器となる。

　なお，刀背の厚さが薄くなると（約 0.2cm 未満），創の端も鋭に近くなり，区別がつかないこともある。

A1-1　創の写真を見て予想される凶器（成傷器）は？

1. 両刃（諸刃）のナイフ ……………………………………………… × 0点
　　創の両端が鋭の場合はその可能性もある。

2. 片刃の包丁 ………………………………………………………… ○ 3点
　　上記の説明通り。

3. アイスピック ……………………………………………………… × 0点
　　基本的には円形の創で創の辺縁には表皮剥脱（擦過傷）を伴う。

4. カミソリ …………………………………………………………… × 0点
　　カミソリでは一般に切創が形成され，切創の両創端は鋭になる。また，特殊な使い方をしなければ，創の深さが皮膚の創の長さよりも長くなることもない。

　創の形状と成傷器との関係には，少し予想外のものもある。例えば図 3，図 4 のように断面が四角形の棒状のものが刺さった場合を見てみよう。

　皮膚には十文字のような特徴的な形状の創ができる（図 5）。皮膚の下の骨には四角形の損傷ができているので（図 6），確かに四角形のものが刺さったことがわかる。また，刃がないので創の辺縁には赤色調の表皮剥脱が形成されている。

　事例の話に戻る。創を閉じている写真があるが，創の長さを測定するときは辺縁を密着させなければならない。これは辺縁を密着させたときの長さが成傷器の幅に一番

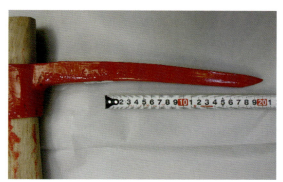

図3 断面が四角形の棒状の成傷器

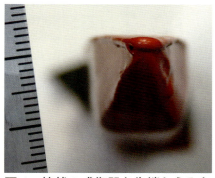

図4 棒状の成傷器を先端からみたところ

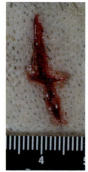

図5 皮膚に認められた特徴的な形状の創

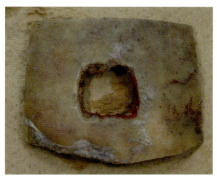

図6 特徴的な創の皮下の骨に認められた損傷部

近いと経験上わかっているからだ。まずは一番深くまで達していた創に注目する。その深さと刃の幅で概形が推定できる。その創の深さが8cmなので，成傷器はそれ以上の長さでないとならない。そして刃の先端から8cm入ったところで，皮膚の創が形成されたとすると，その長さが4cmなので，刃の幅は4cmを超えることはできない。すなわち4cm以下ということになる。刃を有する成傷器という仮定なので仮に刃の幅が2cmでも，刃を刺すときまたは抜くときに皮膚を切りひろげた場合は，皮膚に形成される創の長さは3cmにでも5cmにでもなる。また，刃部のすべてが刺入されているとは限らないので，あくまでも先端から8cmまでの部位で4cmとしかわからない。結論として「刃の長さは約8cm以上，刃の幅は先端から8cmまでの部位では4cm以下」ということが言える。

　ということでQ9-2の正解は「1．刃の長さは約8cm以上，刃の幅は先端から8cmまでの部位では4cm以下」ということになる。

A1-2 成傷器の形状はどのようなものか？

1. 刃の長さは約 8cm 以上，刃の幅は先端から 8cm までの部位では 4cm 以下。
.... ○ **3点**

前述の説明のとおり。

2. 刃の長さは約 8cm 未満，刃の幅は 4cm を超える。 .... × **0点**

強く押し込めば 8cm 未満の刃物でも可能だろうが，刃の幅が 4cm を超える刃物で，4cm 以下の創を形成するのは少し無理ある。かなり特殊な形状のものになる。

3. 先端が鋭で先端から柄までの長さが約 8cm，断面は正方形でその対角線が 4cm の鋭器。 .... × **0点**

この成傷器だと刃がないので，通常は創の辺縁に表皮剥脱ができるはずだ。また，断面が四角形の場合は十文字の創ができる可能性がある。

4. 先端が鋭で先端から柄までの長さが約 8cm，断面は円形でその直径が 4cm の鋭器。 .... × **0点**

断面が円形の場合は事例のような創ができても矛盾はない。しかしこれも刃のない鋭器なので，創の辺縁に表皮剥脱ができるはずだ。

ここで説明した成傷器の推定はあくまでも，被害者が基本肢位（手足を伸ばして仰向けになっている姿勢）で，しかも体は膨らみもへこみもしないという前提だ。刃渡り 8cm の刃物でお腹のような柔らかいところを刺した場合は，8cm より深いところまで達することができるし，体をねじった体勢で刺された場合は，刺された時の正確な創洞の長さ（創の深さ）を知ることはできない。そもそも刺された時にどのような姿勢であったか正確にわかる場合は少ないだろうし，基本肢位になって，さあ刺してくださいという人はまずいないだろうから。

おさえの一言
「創の辺縁と両端をよく観察し，創を閉じた状態で全長を測定する。」

（矢島大介）

コラム　死因の推移

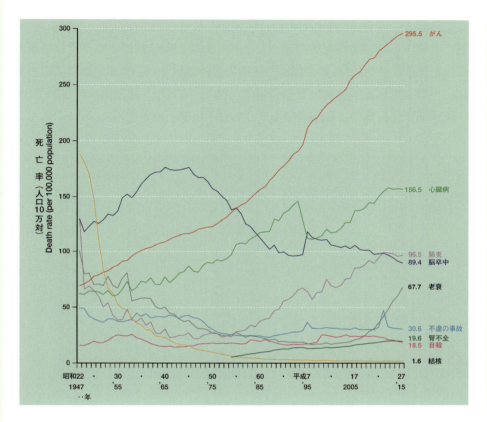

　グラフは戦後の主な死因の推移だ。このグラフにはないが、戦前は、結核、肺炎、胃腸炎、がんが上位だった。現在はがんが一気に上昇。その背景には医療や保健衛生などの進歩などにより平均寿命が長くなり、治療法が確立した疾病での死亡が減ったことがある。老衰が増加したのも死亡年齢が高齢になったことの影響だろう。一方で、死亡診断の精度に疑問を感じる結果もある。一つは心疾患。多くの死亡で死因が明確にならない場合、医師は死因を心疾患とする場合が多い。もう一つは肺炎。ここでは原死因と直接死因の混同が疑われる。交通事故後、しばらく入院した後に肺炎で亡くなるというような場合、死亡診断書に肺炎とだけ記載されることもままあると聞いている。正確な死因統計には正確な死亡診断が必要だ。

（岩瀬博太郎）

2. 打撲はどこから？

　50歳代男性，朝のジョギング中の通行人に路上に倒れているところを発見される。救急隊到着時には硬直が発現しており，病院搬送はなされなかった。頭部に傷があり外傷が死亡と関係している可能性があったため，大学で司法解剖となった。解剖の結果，頭頂部後方に挫裂創を認め，この創より前側の皮下はポケット状に剥離しており（図1），この部に一致して頭皮下出血，頭蓋骨骨折（図2，図3），脳挫傷，くも膜下出血を認めた。死因は頭部打撲による脳挫傷及びくも膜下出血と推定された。

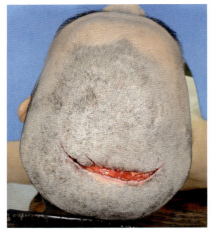

図1　頭頂部後方の創

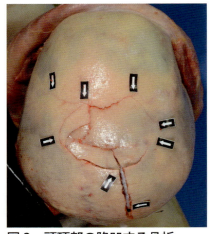

図2　頭頂部の陥凹する骨折

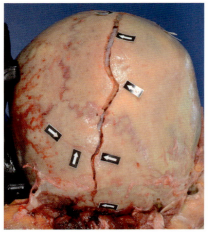

図3　頭頂部の骨折部から連続して走る後頭部の骨折線

Q2-1 頭部の挫裂創の推測される形成機序は？

1．鈍体が頭部の上方やや後方から頭頂部に衝突した可能性。
2．鈍体が頭部の上方やや前方から頭頂部に衝突した可能性。
3．広い平面を持つ鈍体が頭頂部に垂直に衝突した可能性。
4．斧で殴打された可能性。

Q2-2 後頭部に縦に走る骨折線の推測される形成機序は？

1．骨折線に沿って棒状の鈍体が作用した可能性。
2．頭頂部と脳底部を挟まれるような外力により形成された可能性。
3．左右から側頭部を挟まれるような外力により形成された可能性。
4．後頭部を平面に打ちつけて形成された可能性。

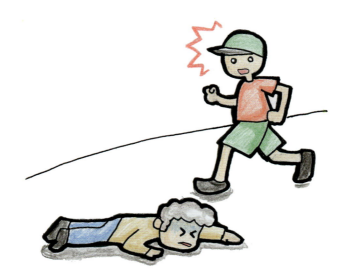

解説

　挫創は鈍体が衝突して形成される創の代表だ。皮膚と皮下組織が衝突した鈍体と骨などの硬い構造物の間に挟まれて皮膚が破綻した創だ。その特徴は創の辺縁が直線状ではなく（不整），表皮剥脱（擦過傷）を伴っていることである。また，皮下組織は挫滅したり，引きはがされたりするために，創の中（創洞）に組織が架橋状に残っているのが観察される。表皮剥脱は物体が衝突したところに形成されるため，打撃部位や成傷器の接触面の大きさの推定に役立つ。

　この創の辺縁を観察すると，亀裂の後半（図4黒矢印）に表皮剥脱があることがわかり，この部に鈍体が衝突したものと推定される。また亀裂部より前側の皮膚は捲れ上がるように剥離されているため（図5），打撃部位から前方の方にずれるように作用していることもわかる。すなわち「鈍体が上方のやや後方から頭頂部に衝突した」可能性が示唆される。

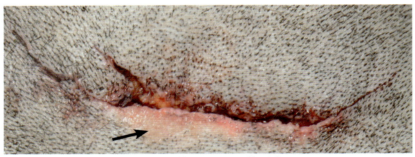

図4　創の下側辺縁に表皮剥脱を認める（矢印）

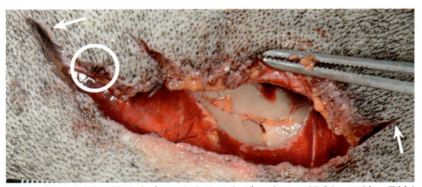

図5　創の上側辺縁は上方にめくることができる。縁創の両端の裂創（白矢印）と毛根露出部（丸印）

　さきほどから「挫創」ではなく「挫裂創」と言っている。これは「挫創＋裂創」という意味だ。創の両端を観察すると（図5白矢印），創の端は鋭く，創の辺縁には表皮剥脱もなくきれい（整）だが，創の中に毛根部が露出している（図5丸印）。これは裂創の特徴だ。裂創とは皮膚が牽引された結果，亀裂が生じて形成された創だ。こ

の部には直接外力は作用していないので表皮剥脱はできないが，皮下組織は無理矢理に引きはがされるので，血管や毛根などが切れないで残っていることがある。

作用面に垂直に鈍体が作用すれば挫創が形成されるが，実際には斜め方向から作用する場合も多く，鈍体の作用部位には挫創が，作用部位の両端には牽引される力が作用して裂創が形成され，挫裂創となる。

A2-1 頭部の挫裂創の推測される形成機序は？

1. **鈍体が頭部の上方やや後方から頭頂部に衝突した可能性。** …… ○ 3点
   前述の説明のとおり。
2. **鈍体が頭部の上方やや前方から頭頂部に衝突した可能性。** …… × 0点
   表皮剥脱は創の前側に形成され，捲れ上がるのは後側の皮膚であれば説明しやすい。
3. **広い平面を持つ鈍体が頭頂部に垂直に衝突した可能性。** ……… × 0点
   表皮剥脱は創の辺縁にしかなく，もし鈍体がある面積をもって作用した場合は，創を中心に広く表皮剥脱が形成されるのが普通だ。
4. **斧で殴打された可能性。** ……………………………………………… × 0点
   斧での殴打は鋭器損傷に分類され，切断面は一般に整になる（図6）。

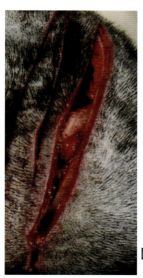

図6　斧による創（割創）
皮膚も骨も切断され，切断面は整。

外表に大きな損傷を認める時は，骨折を伴っている可能性がある。骨折の性状をよく観察することで外力がどのように加わったのか推定できる。事例では頭皮の創に一致して頭蓋骨が陥凹している。CT検査データの三次元再構成画像も見てみよう(図7)。頭頂骨が左右に走る谷状に陥凹しており，これは頭皮に認めた創の方向と一致してい

る。頭皮の創と頭蓋骨の骨折の両者を合わせて考えると，左右に細長い接触面を有するものが，頭部上方から作用したことが推測される。では後頭部に縦に走る骨折線はどのようにして形成された可能性があるのだろうか。

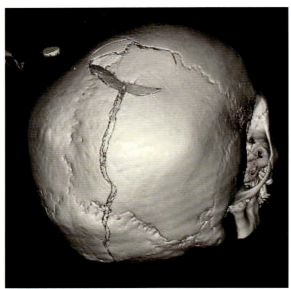

図7　CT検査の三次元再構築画像

　頭蓋冠に1本の骨折線を認めたときの外力の作用方法は，一般には以下の2種類に大別される。①骨折線上または骨折線に沿って外力が作用した場合，②骨折線の両端を挟むように外力が作用した場合だ。まず，①の「骨折線上または骨折線に沿って外力が作用した場合」だとすると，頭皮に物体が接触した根拠となる表皮剥脱や変色があるはずだが，それが認められない。②の「骨折線の両端を挟むように外力が作用した場合」だとすると，頭頂部に挫創があり，骨折線の上端に外力が作用したことがわかる。下端は頸椎以下の体幹部で支えられているので，骨折線の両端を挟むように外力が作用したことになる。よって，この後頭部を上下に走る骨折線は，頭頂部に作用した外力により，頭頂部と頭蓋底を挟むような力が発生して形成されたものと推定される。

A2-2　後頭部に縦に走る骨折線の推測される形成機序は？

1. 骨折線に沿って棒状の鈍体が作用した可能性。 ………………………… **× 0点**

　　　骨折線だけに注目すれば，この形成機序の可能性もある。しかし，頭皮には骨折線に沿った表皮剥脱や変色が認められず，外力が作用した部位の説明ができない。

2. 頭頂部と頭蓋底を挟まれるような外力により形成された可能性。 …… ○ **3点**

> 前述のとおり，これだと説明が可能だ。

3. 左右から側頭部を挟まれるような外力により形成された可能性。 …… × **0点**

> 骨折線が左右に走っている場合は，この方向に外力が作用した可能性がある。

4. 後頭部を平面に打ちつけて形成された可能性。 ……………………… × **0点**

> これも骨折線だけに注目すれば可能性のある形成機序だ。しかし，後頭部には表皮剥脱や変色が認められず，外力が作用した証拠がない。

おさえの一言
「表皮剥脱の性状と骨折線の走り方から外力の作用した方向を推測。」

（矢島大介）

3. 銃口の先

　40歳代男性，雑居ビルの事務所内で死亡しているところを朝出勤してきた同僚に発見された。死体の横に拳銃が落ちていた。救急隊到着時には死斑・硬直が発現し，病院へは不搬送。警察の捜査で室内に銃弾が発見された。司法解剖において右側頭部（A）と左頭頂部（B）の創を含むいくつかの銃創を認めた。創Aの皮下は頭蓋骨と皮膚が剥離してドーム状（ポケット状）であり，それに対して創Bでは頭蓋骨と皮膚の剥離は認めなかった。死者の頭部の創A，Bを図1，図2に示す。また，解剖前CT検査にて死者の頭蓋内やその他の体内に銃弾は認められず，解剖において頭蓋冠には孔C，Dを含むいくつかの孔を認めた（図3，図4）。

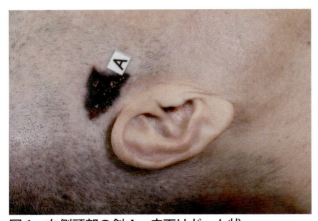

図1　右側頭部の創A　皮下はドーム状

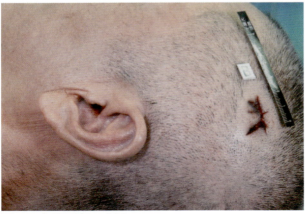

図2　左頭頂部の創B

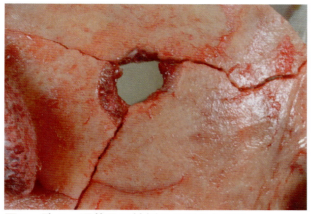

図3 孔C 頭蓋骨の外側から見たところ

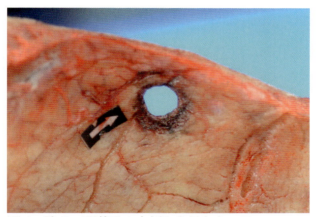

図4 孔D 頭蓋骨の内側から見たところ

Q3-1 創AとBに関して、射入口（銃弾の入り口）と射出口（銃弾の出口）の推定で正しいものは？

1. 創内の火薬の付着に関する情報がないので推定は困難である。
2. AとBが連続しているか否かを調べるまでは推定は困難である。
3. Aは皮下がドーム状になっていることから射入口と推定される。
4. Bは破裂状・星芒状であることから射入口と推定される。

Q3-2 孔C、Dでの銃弾の通過方向の推定で正しいものは？

1. 銃弾による頭蓋冠の損傷形態は一様ではなく、その性状から銃弾の通過方向を推定することは困難である。
2. 孔C及びDの皮下の性状を調べないと推定は困難である。
3. 孔Cでは銃弾は頭蓋冠の内側から外側にぬけた。
4. 孔Dでは銃弾は頭蓋冠の内側から外側にぬけた。

16 Part 1 死体及び生体の損傷のみかた

解説

　銃の所持が厳しく規制されている日本では，欧米に比べて銃創の検査を行う機会は多くはない。しかし，拳銃発砲事件は稀ではあるが発生しており，また狩猟中の散弾銃の誤射や拳銃の所持が許可されている人たちの自殺の事例などを経験することがある。

　銃創の事例ではそれ自体が死因となったか否かはもちろん重要だが，発砲した人と撃たれた人との位置関係の整合性も問題となることがある。銃創の特徴を知り，よく観察するとおよその距離や方向などを推定することができる。

　銃創の検査では，まず銃弾の入口（射入口）と出口（射出口）を推定することが重要だ。射入口と射出口の性状を一言で言うと，一般に射出口の方が大きく，形状が不整であるということだ。射入口は円形だが，射出口は射入口より大きく場合によっては破裂状になっていることがある。しかし，これはある程度の距離をもって撃たれた場合で，銃口を体に付けて撃たれた場合（接射）は少し異なる。この場合，銃弾の発射とともに噴出した気体や火薬が皮下に入り込んで皮下にドーム状（ポケット状）の空間を形成する。また場合によっては，その気体の圧力や火薬の爆発のために射入口の皮膚が裂けて，破裂状・星芒状となることもある。

Q3-1 創AとBに関して，射入口（銃弾の入り口）と射出口（銃弾の出口）の推定で正しいものは？

1. 創内の火薬の付着に関する情報がないので推定は困難である。 ……… **× 0点**
　　　　火薬の付着の情報があればより確実な判断ができるが，上述の性状のみでも推定は可能だ。また遠くから撃たれた場合は肉眼的に火薬の付着がないのが普通。

2. AとBが連続しているか否かを調べるまでは推定は困難である。 … **× 0点**
　　　　もちろん最終的には，どの創どうしが連続していたかを確認し，両方の創の性状を比較してから判断するが，本事例のように性状を観察すれば推定することが可能な場合もある。

3. Aは皮下がドーム状になっていることから射入口と推定される。 …… **○ 3点**
　　　　皮下がドーム状になるのが接射の射入口の特徴だ。接射の場合，皮膚に銃口の形状が印象されていることもあるが，この事例ではそれは明瞭ではない。

4. Bは破裂状・星芒状であることから射入口と推定される。 …………… **× 0点**
　　　　一般に破裂状となるのは射出口で，Bが射入口であれば皮下がドーム状となっているはず。

銃弾が頭蓋冠を貫通した場合には，すり鉢状（欧米ではクレーター状）の非常に特徴的な損傷を形成することが知られており，どの方向に銃弾が通過したかを推定するのに役立つ。頭蓋冠の外側から銃弾が侵入してきた場合，まず骨の外板に衝突する。このとき外板は内側に押されるが，内部の骨構造が支えとなって銃弾の通過部だけがきれいに円形にくりぬかれる。それに対して内板を通過する時は内板の内側には支えとなる固い骨構造がないために，通過部分の周囲もともに剥離してしまうからと説明されている。頭蓋冠の内部から銃弾が外に出ていくときはこれと逆に内板の孔が小さく，外板の孔が大きくなる。

A3-2　孔 C，D での銃弾の通過方向の推定で正しいものは？

1. **銃弾による頭蓋冠の損傷形態は一様ではなく，その性状から銃弾の通過方向を推定することは困難である。**　………………………………………… **× 0 点**
　　　　もちろん銃弾の大きさや銃器の破壊力にもよるが，本事例の場合は上記の説明通り，推定は可能。
2. **孔 C 及び D の皮下の性状を調べないと推定は困難である。**　………… **× 0 点**
　　　　皮下の性状と合わせて検討すればより確実だが，骨の損傷状態だけでも推定することが可能な場合もある。
3. **孔 C では銃弾は頭蓋冠の内側から外側にぬけた。**　………………… **○ 3 点**
　　　　内板がすり鉢の底で外板が広い上側にあるので，銃弾は内側から外側にぬけたと推定できる。
4. **孔 D では銃弾は頭蓋冠の内側から外側にぬけた。**　………………… **× 0 点**
　　　　これだと逆。

　銃創の事例では体内の銃弾の検索のために，以前では単純 X 線撮影を行っていたが，最近では解剖前 CT 検査で得られた画像情報を銃弾の検索のみでなく弾道（射創管）の描出にも利用している（図 5）。

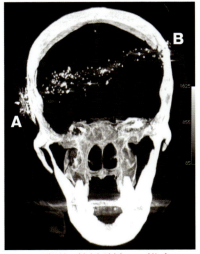

図5　弾道（射創管）の推定

事例

60歳代男性，ファミリーレストランで急に喧嘩の声がして，男性が店外へ逃げていった。そのあとを数人が追いかけ，「パン，パン」という音がして，その男性が路上に倒れた。数分後に警察と救急隊が到着，倒れた男性は病院に搬送されるも救命できず死亡した。男性の背部の創を以下の図6に示す。

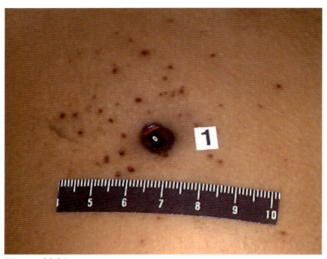

図6　銃創

典型的な銃創。周囲の点状の損傷は，銃弾と共に発射された火薬粒によるものだ。銃器の器種にもよるが，一般に火薬粒は数メートル程度まで飛ぶとされ，銃器と被弾者との距離は数メートル程度以内と推定される。ただし，着衣の状況にもよるので，火薬粒による損傷がないからといって，遠くから撃たれたと判断することはできない。また，創口の周囲に暗赤褐色の縁取りが見られるが，これは銃弾が射入する時に皮膚を擦過・伸展して形成された挫滅輪と呼ばれるものだ。銃創の創口は，実際の銃弾の直径より小さく，この挫滅輪の直径が銃弾の直径に近いことが知られている。本例の挫滅輪の直径は約9mmなので，候補となる銃器は9mm拳銃や32口径（0.32インチ≒0.81cm），38口径（0.38インチ≒0.97cm）の拳銃などが挙げられる。

おさえの一言
「射入口はすり鉢の底，射出口は大きく不整，接射の射入口の皮下にはドーム状空間」

（矢島大介）

コラム プノンペン，1978年

しばし目をつぶり，タイムスリップにお付き合いいただきたい。

時は1978年，場所はプノンペン郊外。悪名高きポルポト率いる共産主義政権による大量虐殺が行われていた時代のカンボジアに，今あなたはいる。あなたはポルポト派の下級兵士であり，今朝上官から，430人の子供を殺すよう命令された。あなたはどう行動するか？

これは千葉大学の大学院講義において，国際協力機構の戸田隆夫先生による「国際保健協力におけるリーダーシップについて」と題された講義の中で，投げかけられた問いである。

行動の選択肢は二つしかない。上官の命令に従えば子供を殺さなくてはならない。従わなければ自分のみならず家族や血縁まで皆殺しにされることになる。つまり二つ目の選択肢も現実に選ぶことはほぼ不可能だ。ましてや，子供も殺さず，自分も殺されず，という第三の道は完全に閉ざされているといっていい。

しかし，と戸田先生の講義は続く。この時点では無理であっても，「もしも」この時が，5年前，10年前，20年前ならどうか。ポルポト政権の暴走を止めるための変化は，どこかの時点では可能だったのではないか。それを見抜いてそして現実を変えてゆく努力をしてゆくことが必要だったのだ，1978年になる前にどこかの時点で。

法医学教室で日常的に行われる死体解剖。事故や自殺や他殺や病死，その死の理由は様々である。しかしひとつだけ共通することは，彼なり彼女は二度と生き返ることはない，絶対的な結果としての死がそこにあるという点である。その死の原因を解き明かすことはその死そのものにとって意味のあることであるだけでなくときに，いまどこかで別な時間を生きている別な人生の結果を変える可能性をもつことがある。それは，過去の様々な連続した事件，事故が教えてくれる教訓でもある。

「もしも」あの最初の事件で死の原因が正確に解き明かされていたら，二つ目三つめの事件はおきなかった（かもしれない）。もしもこの事件で死の原因が正確に解き明かせれば，第二第三の新たな事件を防ぐことができる（かもしれない）。このご遺体にとっての時は1978年プノンペンである（かもしれない）が，別な時間の流れの中では，プノンペン1978年以前，である（かもしれない）のである。

（吉田真衣子）

4. 牙を向けたもの

　70歳代女性，林道わきの草むらに倒れているところをトレッキング中の観光客に発見された。発見者が警察に通報し，警察による検視と医師による検案が行われた。警察の捜査によると，この女性は独居で近隣に住んでおり数日前の早朝に山菜を取りに出かけると近所の人に言っていたとのことであった。また最近，民家周辺にイノシシなどの動物が出現し，近隣住民が襲われたばかりであった。医師による検案では，頭部や上腕に等間隔に並ぶ類円形の創を認め，一部では2個一組のような配置をしている創も認めた。女性に認められた創を図1，図2に示す。

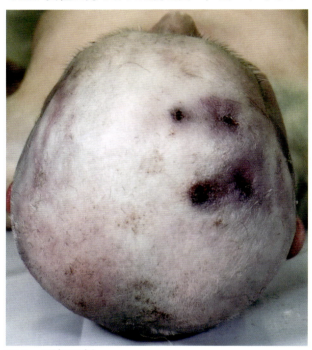

図1　頭部の創

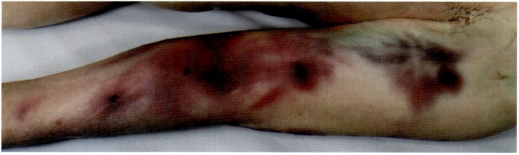

図2　上腕の創

Q4-1 検案医としての判断で法医学的に妥当なものは？

1. 等間隔に並ぶ創はイノシシなどの動物の牙で形成された可能性が高く，死因をイノシシによる多発外傷と判断した。
2. 野生動物に襲われた可能性は高いが，イノシシと断定はできず，死因を野生動物による多発外傷と判断した。
3. アイスピック等で刺された可能性もあり，他殺も考慮すべきで，死因を鋭器による脳損傷と判断した。
4. 成傷器を決定できる所見はなく，外表の創が内部臓器を損傷しているのか否か，また出血の程度も分からないので，死因は不明と判断した。

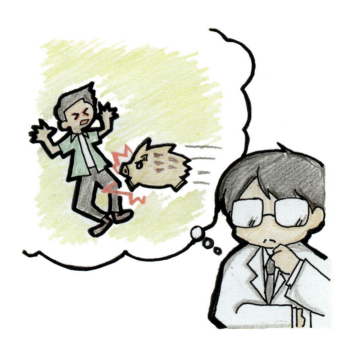

Part 1　死体及び生体の損傷のみかた

解説

　女性の体に認めた創は確かに等間隔に並んでいるように見える。また，頭部の創は二つで一組のような解釈も可能だ。イノシシなどの牙でもよいような印象を受ける。しかし，咬傷であれば上顎と下顎の両方の痕跡が残ることもあるだろうし，大きな牙のみの痕跡でその他の歯牙による損傷や争った形跡が見られないのも気になる。本当に動物による咬傷なのだろうか。一方でアイスピックのような鋭器でも形成は可能な気もする。鋭器を用いた殺人なのだろうか。

A4-1　検案医としての判断で法医学的に妥当なものは？

1. **等間隔に並ぶ創はイノシシなどの動物の牙で形成された可能性が高く，死因をイノシシによる多発外傷と判断した。**……………………………………… **× 0点**

　　イノシシによる損傷を頻繁に診察する医師は恐らくおらず，この損傷がイノシシによるものだと断定できる医師もいないと思う。状況に引っ張られて診断を下してはならない。イノシシによる人体損傷の専門家でないのであれば，何により形成された損傷か明らかにするために，さらなる検査や調査を勧めるべきだ。

2. **野生動物に襲われた可能性は高いが，イノシシと断定はできず，死因を野生動物による多発外傷と判断した。**……………………………………… **× 0点**

　　イノシシとは限らないと多少視野は広がったものの，野生動物によるものだと判断できるのだろうか。それを示す根拠はない。

3. **アイスピック等で刺された可能性もあり，他殺も考慮すべきで，死因を鋭器による脳損傷と判断した。**……………………………………… **× 0点**

　　野生動物とは限らないとさらに視野は広がったものの，外表の観察では創が頭蓋内に達しているか否かはわからず，脳損傷による死亡か否かは判断できない。

4. **成傷器を決定できる所見はなく，外表の創が内部臓器を損傷しているのか否か，また出血の程度も分からないので，死因は不明と判断した。**………… **○ 2点**

　　法医学者として何も分からないというのは少し情けないと思うかもしれないが，専門家だからこそ多くの可能性が思い浮かんでしまい，確かな根拠をもって判断したいと考えるのである。牙やアイスピックの可能性もあるが断定はできず，内部臓器の損傷程度も分からないので死因は不詳とするしかない。

　動物に襲われた可能性もあるが，成傷器を判断できる確実な根拠がないため，とり

あえずは法医学教室に依頼してCT撮影を行った後に解剖の要否を判断することになった。CT検査のはじめの全身スカウト画像を撮影したところで，装置が故障してしまった。修理が必要となったが，警察は待っている時間がなく，事件性もほとんどないことから，この時点で死体検案書を発行してほしいとのことであった。スカウト画像を以下の図3，図4に示す。

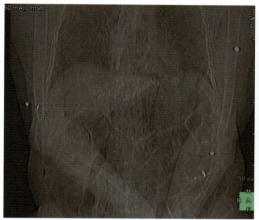
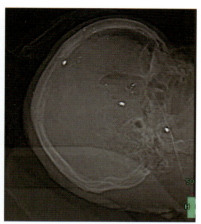

図3　胸腹部のX線画像　　　　　図4　頭部のX線画像

Q4-2 このスカウト画像を見たのちの判断として法医学的に妥当なものは？

1. 牙の先端が体内に食い込んで折れており，イノシシに襲われた可能性が濃厚と判断され，イノシシによる多発外傷の事故死とする死体検案書を発行した。
2. 異物の形状から牙の先端ではなく，食い込んでいるのは臼歯の可能性が高く，イノシシではない何等かの野生動物による可能性が濃厚と判断され，野生動物による多発外傷の事故死とする死体検案書を発行した。
3. 劣化したアイスピックで何度も刺され，その破片がいたるところに残存している可能性が濃厚で，アイスピックによる刺殺（他殺）とする死体検案書を発行した。
4. 牙や臼歯，アイスピックの可能性も否定はできないが，どれとも判断できず，死亡状況も不明であることから，死因も死因の種類も不詳とした死体検案書を発行するしかなかった。

24 Part 1 死体及び生体の損傷のみかた

解説

　CT撮影の際のスカウト画像は単純X線撮影の画像とほぼ同じだ。画像に写っている異物は牙の先端のようではないようだし，アイスピックの破片とも思えない（実際に牙の先端やアイスピックの破片をX線画像でみたことはないが……）。一体何なのだろう。

A4-2　このスカウト画像を見たのちの判断として法医学的に妥当なものは？

1. 牙の先端が体内に食い込んで折れており，イノシシに襲われた可能性が濃厚と判断され，イノシシによる多発外傷の事故死とする死体検案書を発行した。
　　　　　　　　　　　　　　　　　　　　　　　　　　　　　× **0点**

　　この先生はイノシシの歯牙の専門家のようだ。X線画像でイノシシの牙が判別できるのだろうか。現在の思い込みから抜け出せないようなので，少し頭を冷やしたほうが良さそう。そもそも死亡の状況も分からないので，事故死と判断する根拠もない。

2. 異物の形状から牙の先端ではなく，食い込んでいるのは臼歯の可能性が高く，イノシシではない何等かの野生動物による可能性が濃厚と判断され，野生動物による多発外傷の事故死とする死体検案書を発行した。 　　　　　　　　　　× **0点**

　　ほんの少し視野が広がっているが，選択肢1の先生と同じだ。

3. 劣化したアイスピックで何度も刺され，その破片がいたるところに残存している可能性が濃厚で，アイスピックによる刺殺（他殺）とする死体検案書を発行した。 　　　　　　　　　　　　　　　　　　　　　　　　　　　× **0点**

　　どうしても他殺の線で行きたいようだ。アイスピックと判断できる根拠もないし，死亡状況も不明であるのに医師のみの考えで自他殺の判断をするのは適切ではない。

4. 牙や臼歯，アイスピックの可能性も否定はできないが，どれとも判断できず，死亡状況も不明であることから，死因も死因の種類も不詳とした死体検案書を発行するしかなかった。 　　　　　　　　　　　　　　　　　　　　　○ **2点**

　　この先生は本当に優柔不断で何も分からないのかと呆れますが，それが事実であるのであれば，しかたがありません。自信をもって「不詳」と書きましょう。死因や死因の種類は適切な根拠をもって決めたいと思うのが法医学です。

　そうこうしているうちに，CT装置が直り継続して検査できることになった。得られたCT画像を図5，図6に示す。

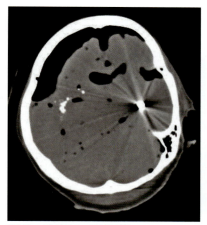
図5　頭部のCT画像

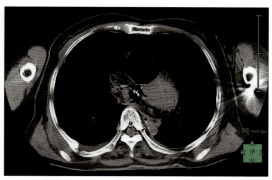
図6　胸部のCT画像

体内の異物には金属アーチファクトを認める。劣化したアイスピックの破片の可能性は完全には否定できないが，体中に散在する金属片は一般には散弾銃による損傷が考えられる。いずれにしても事件性は否定できなくなり，司法解剖となった。解剖では体内より散弾銃の弾が見つかり（図7），捜査の結果，野生動物の駆除の際に誤射したことが明らかとなった。

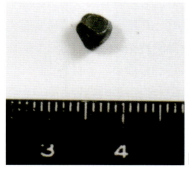
図7　体内から摘出した散弾銃の弾

損傷の中には成傷器がまったく異なるにも関わらず，外見が似たような性状になるものもある。この創がその一つで，刺創と銃創は時に類似しており詳細な損傷検査が必要なことがある。損傷の外見と発見状況から死因を推測すると，思わぬ誤りを犯すことになる。死因や死因の種類を誤ることは，死亡した人の権利や尊厳を大きく損なう可能性があるとともに，生きている我々に間違った情報が還元されるということになる。

> **おさえの一言**
> 「刺創と銃創は類似していることがあり，詳細な損傷検査が必要。」

（矢島大介）

コラム　法医学者は生きている人間を診る？
～臨床法医学～

　日本では，法医学の仕事は，亡くなった方の解剖を行い，死因を決定することと考えている方が多いと思われる。もちろん死因究明は，法医学の重要な責務の一つであるが，実は法医学者は，亡くなった方だけではなく，生きている方を診察することもある。

　広義の法医学は，「法律に関わる医学的諸問題を広く取扱い，これらに対して医学的に公正に判断を下す学問」と定義されるが，その対象には，我々"生きている人間"も含まれる。例えば，生きている人間に形成された，ある損傷を巡って，傷害罪などの法的対処が必要となった場合，その損傷が，疑われている成傷器によって本当に形成されたものなのか，形成時期はいつ頃なのか，全治はどの程度なのか，などといったことが争点になる可能性がある。また，近年問題になっている，違法薬毒物絡みの事件・事故では，当時の被疑者の血中薬毒物濃度などが，公判において必要とされるかもしれない。さらに，世間的に大きな注目を浴び，社会問題化している児童虐待問題においても，児童に形成された損傷を評価し，身体的虐待の可能性を医学的な見地から述べることが，早期発見や，一時保護につながることもある。

　このような裁判などで，問題に成り得る事項に対して，実際に生きている方の診察を行い，損傷や薬毒物濃度などを評価し，医学的根拠に基づく法医学的見地から助言を行う分野を"臨床法医学"と呼ぶ。海外では，この臨床法医学は，確立された一つの分野として認識されているが，残念ながら，日本においては，一部の法医学教室が個別で活動するのみで，実務的にも法的にも，まとまった体系をなしていないのが現状である。近年，日本においては，裁判員裁判の導入など司法制度改革が為される中，裁判において，生者・死者に関わらず，より客観的・科学的な証拠の収集が求められるようになってきている。したがって，今後，同分野の，重要性は増していくはずであり，その発展が望まれるところである。

　ところで，我々のメインの業務は，"死因究明"であるが，その意義は，犯罪の予防，疾病の予防，同種事故の予防，遺族の適正な保険金受取など，社会の安寧および生者の権利を守ることにある。

　実は，法医学者は，常に"生きている人間"に目を向けているのである。

（猪口　剛）

5. 温かい死体

　8月某日，救急病院に当直中，独居50代の男性の患者が，心肺停止の状態で搬送された。すでに顎関節に死後硬直が発現していたことから，蘇生処置は行わず，死亡確認をした。死因が不詳であったため，所轄警察署に異状死届け出を行ったところ，検視の立ち合いとともに，検案および検案書作成を要請された。警察の情報によると，本日の夕方頃に隣人が，死者宅でドスンと倒れる物音を聞いている。
　検案は22：00から行われ，結果，以下に示す死体現象の所見が得られた。
　角膜混濁：わずかに認める。死体硬直：全身の諸関節に中等度発現し，再硬直を認める。
　死斑：背面に発現し指圧で消退する。直腸温：37.0度

> **Q5** 検案時から遡った死後経過時間を推測せよ。

1．約1時間以内
2．約6時間前後
3．約12時間〜1日間
4．1日以上

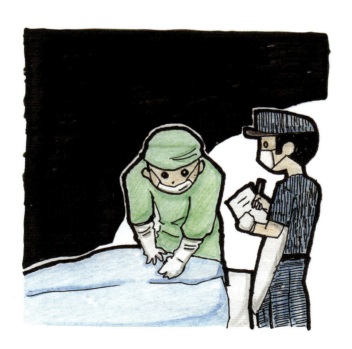

解説

　病院搬送時において心肺停止であり，死因が特定できない患者の死を，医師として看取った場合，医師法21条に基づき所轄警察署に届ける必要がある（p148参照）。東京都など，監察医制度がある地域では，届け出後，大抵の場合，所轄警察官および検視官による検視（厳密には代行検視：検察官に代わって，遺体の外表を検査すること）が行われたのち，監察医によって検案が行われ，死体検案書が発行される。一方，監察医制度がない地域では，検視が終了すると，警察嘱託医あるいは，その死を看取った医師自身が，検案書を作成することが想定される。したがって，一般の臨床医も，死体検案書の記載方法に関して，最低限の知識は備えておくべきである。

　本問は，この死体検案書の記載項目の一つである，「死亡したとき」，つまり，死後経過時間を，検案時の死体現象から推測する問題である。「死亡したとき」欄には，死亡確認時刻ではなく，実際の死亡時刻を記載するとされていることから[※]，検案した死体に明らかな死体現象が出現している場合は，法医学的な知識に基づいて，死後経過時間を推定することが必要になってくる。

> ※　臨床実務上は，「蘇生の可能性があると考えて心肺蘇生術を施行したときは，蘇生を断念して死を認定した時刻を「死亡したとき」とする」のが一般的に行われているが，妥当な範囲の医療処置であれば，結果的に死後に行ったものであっても医療費を請求することが出来る，とされている（日本法医学会，死体検案マニュアル，第4版，東京都，港北出版印刷，2010年，24頁）

　死体現象とは，"人の死"直後から始まる人体の起こる物理的・化学的・生物学的変化の総称であり，比較的早期に出現する早期死体現象と，比較的後期に出現する晩期死体現象とに大別されるが，その区別は厳密なものではない。腐敗がほとんど進行しない，早期の死体を検案した時，早期死体現象である，「死体の冷却」・「死体硬直」・「死斑」・「角膜の混濁」などの所見により，死後経過時間を推測する。

・死体の冷却

　生体の体温は，36℃〜37℃程度を保っており，死亡後，熱の産生がなくなり，周囲へ熱が放散されることによって，死体温は低下していく。室温であれば1時間に0.5℃〜1℃前後低下することから，生体の体温から，死体温を引き，0.5〜1で除した数値が，おおむねの死後経過時間となる。しかしながら，降下速度には，周囲の環境，着衣，体格・年齢，死因など，多くの因子が影響するため，これらを考慮したうえで，死体温を解釈しなければならない。また，死体温が，環境温と同程度である場合，死体温が，環境温まで下がりきり，さらに，そこから時間が経過している可能性があることから，その他の死体現象の所見と併せて，死後経過時間を判断する必要がある。

・死体硬直

死体硬直は通常 2 ～ 3 時間で発現し，6 ～ 8 時間で全身の諸関節に及び，死後 15 ～ 20 時間で最高に達し，24 時間～ 30 時間まで持続する。それ以降は，硬直の緩解がすすみ，3 日～ 4 日程度で緩解が完了する。一般的に，硬直は顎関節から始まり，上肢，下肢の関節へと下行しながら進むが，まれに下肢から上肢に進む上行型もあるとされている。

硬直は，関節に人為的な外力を作用させると緩解するが，死後 5 ～ 6 時間以内であれば，緩解させた後に，再び弱い硬直が発現する。このことを再硬直と言い，死後経過時間を推測する一つの目安になる。

死体硬直は，① ATP の分解による筋肉の収縮，②アクチンフィラメント―ミオシンフィラメント間の結合が解けなくなることによる筋肉の伸展性の低下により起こり，緩解は，筋肉の変性・腐敗によって起こるとされている。

死体の筋肉量（老人や子どもより，青年男性の方が硬直は強く発現する）や，死戦期の状況など（痙攣を伴う場合，硬直は強く発現する）が，死体硬直の程度に影響を与える因子である。

・死斑

死後に血液循環が停止し，死体が同一の姿勢で静止していると，血管内の血液は，重力にしたがって身体の低い位置の毛細血管に移動する。この現象を血液就下といい，外表面から観察されるものを死斑という。

死斑は，早いもので 30 分，通常は 1 ～ 2 時間前後で斑状に出現し，次第に融合しながら著明となり，15 時間前後で最高となる。死後 4 ～ 5 時間の内に，死体の体位を変えると，出現していた死斑は，変化した体位の低い位置に，あらためて発現する（死斑の移動）。また，それ以降～死後 10 時間前後までは，死体の体位を変化させても，完全に死斑が移動することはなく，もともと出現していた部位と，新しく低位になった部位の両方に死斑が出現する（両側性死斑）。また，時間の経過とともに，毛細血管の透過性亢進や溶血が生じ，ヘモグロビンが血管外へ漏出するため，死後 24 時間前後以上経過すると，死斑は指圧などによって，消退しなくなる。

これら，死斑の移動，両側性死斑，指圧による消退の有無が，死後経過時間を推定するのに重要である。

急死や窒息死では，死斑は強く発現し，失血死など循環血液量が減少している状態では薄くなる。また，漂流死体では死体の姿勢が変動しているので，死斑が発現しない場合がある。

・角膜の混濁

　角膜の混濁は，死後の角膜乾燥や蛋白の変性によって生じるといわれている。死後数時間で混濁が始まり，漸次混濁の程度は，死後経過時間とともに進行し，死後1日半から2日程度で，高度の混濁のため瞳孔が透見できなくなる。

　これらの，早期死体現象は，記載のように多くの因子によって複雑に影響を受けるため，厳密に客観的評価を行うことは困難である。したがって，各々の所見を，最終生存確認などの状況調査の結果とすりあわせて，総合的に死後経過時間を推定しなければならない。

A5　検案時から遡った死後経過時間を推測せよ。

1. 約1時間以内 ································· ×0点

　すでに死体硬直が全身の諸関節に及んでいることから，1時間以内は考え難い。直腸温が37.0度と高いことは，死後経過時間が短いというより，むしろ高体温状態（感染，熱中症，頭蓋内出血，覚醒剤中毒など）で死亡したことを示唆する所見である。

2. 約6時間前後 ································· ○3点

　死体硬直に再硬直が認められることや，直腸温以外の死体現象の所見や，状況調査から妥当である。

3. 約12時間〜1日間 ····························· ×0点

　12時間以上経過した死体では，死体硬直の再硬直は認めがたくなる。

4. 約1日以上 ································· ×0点

　死後1日以上経過した死体では，角膜混濁の程度が進行し，死体硬直も全身高度に認められる。また，死斑も指圧によって消退しがたくなる。

お さえの一言
「死後経過時間の推定は，"体温" "硬直" "死斑" "角膜" "＋" 状況」

（猪口　剛）

6. 緑の死体

　10月某日，関東某県において，大雨による，河川の氾濫で，大規模な洪水災害が発生し，多数の死者と行方不明者を出した。連日，死体が発見される状況であり，県警本部から，県医師会へ検案要請があり，災害から1週間後に，検案業務に従事することとなった。

　河川内で発見された遺体を検案し，以下に示す死体現象の所見が得られた。

　全身腐敗により変色し，巨人様観を呈する。頭毛は牽引により容易に抜去され，大部分が自然脱落する（図1）。手掌の表皮は手袋状に剥離する（図2）。

Q6　正しい記載を選べ

1. 死後数カ月以上経過したと推定され，災害前に死亡したと推測した。
2. 死後3日程度と推測し，災害に便乗した新たなる事件の可能性を考えた。
3. 災害発生時からの経過期間である死後1週間程度として矛盾しない。
4. 遺体の死後変化が著しいため，死後経過はまったく推測できない。

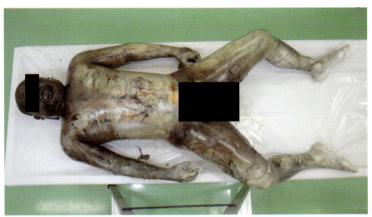

図1　水死体

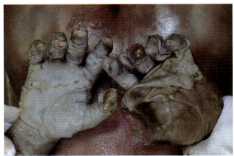

図2　水死体の手掌

解説

　本問のように自然災害により死亡したご遺体に対しては，検視官による，いわゆる行政検視（死亡の原因が犯罪でないことが明らかな死体に対する検視）が行われるとともに，医師による検案が行われ，検案書が作成される。

　まだ記憶に新しい，2011年3月11日に発生した東日本大震災では，多くの犠牲者（15,894人：2016年2月時点）を出し，震災直後より，被災地県警・医師会に所属する医師による検視・検案業務が開始されたとともに，各県警から警察庁を通じて，法医学会，日本医師会ならびに各県医師会・警察医会に検案支援が要請され，法医学者だけでなく，多くの医師が，被災地に赴き検案業務に従事した。同震災における検案要請は，震災発生後から，約4カ月間に及んだことから，死後変化が進行したご遺体に対しても，検案が行われたことになる。また，死後変化は，夏場など環境によっては，数日の内に急激に進む場合がある。

　したがって，同様な災害が今後発生し，検案を行うことになった場合，早期死体現象だけでなく，晩期死体現象に関する知識も有して，検案に臨むべきであろう（表1）。

　晩期死体現象とは，早期死体現象に引き続いて起こる死後変化のことをいい，死体が微生物学的・酵素学的・物理学的に分解・崩壊される現象のことをさす。死体の分解は，比較的早期から起こる自家融解現象と，腐敗現象に分けられる。

　自家融解とは，組織細胞が死に至ると，組織がもつ酵素によって細胞成分が分解されることをいい，腐敗とは，微生物，特に腐敗菌によって，人体の有機物が分解される過程のことをいう。腐敗現象は，種々の腸内細菌や，外来細菌によって助長，誘発され，その進行速度は，温度・湿度などの外的条件と，栄養状態や死因（失血を伴わない急死や，敗血症では促進される）などの内的条件によって影響される。

・腐敗変色

　死後1～2日経過すると，下腹部が緑色に変色しはじめ，やがて腹部全体および，上腹部，胸部などに広がっていく。この変色は，腐敗により発生した硫化水素が血液中のヘモグロビンと結合して，硫化ヘモグロビンおよび硫化メトヘモグロビンを形成することによる。

・腐敗網

　死後2～3日で出現する。血液が腐敗溶血し，血色素が表在静脈周囲に浸潤することによって，暗赤色ないし緑青色の樹枝状血管紋様が，血管に沿って，肩部・上胸部・下肢などに出現する。

表 1　死体現象からの死後経過時間推定のまとめ

A．外表所見

①死斑の出現開始	30 分前後
②死斑の融合	1 〜 2 時間
③死体硬直顎関節に発現	2 〜 3 時間
全身の諸関節に発現	6 〜 7 時間
再硬直可能	7 〜 8 時間
④死斑の指圧による消退	10 時間
⑤角膜混濁	12 時間
⑥死体硬直最高	15 〜 20 時間
⑦死斑最高	15 時間前後
⑧下腹部腐敗変色出現	24 時間
⑨角膜混濁による瞳孔の透見不能	2 日前後
⑩腐敗水疱　血管網の出現	2 〜 3 日
⑪死体硬直緩解完了	3 〜 4 日

B．体温降下度

① 1℃/時	10 時間まで
② 0.5℃/時	10 時間以降

C．陳旧死体

①ミイラ化	約 3 カ月
②皮下脂肪の屍蝋化開始（水中）	1 〜 2 カ月
③皮下脂肪の屍蝋化完了（水中）	2 〜 4 カ月
④全身の屍蝋化（土中）	約 1 年
⑤地上死体の白骨化	数カ月〜 1 年
⑥土中死体の白骨化	3 〜 5 年

・腐敗水疱・ガス

　さらに腐敗が進行すると，表皮と真皮の間に，腐敗性浸出液が貯留し，腐敗水疱を形成する。これが破れ表皮が剥離すると，汚赤色〜暗褐色の真皮が露見される。

　腐敗ガスの産生は，腸管内の発生から始まり，腹腔内，皮下組織，実質臓器へと広がる。

腐敗ガスが皮下組織や筋肉内に発生すると，皮下に気腫が触知されるようになり，全身がガスで膨満した様子を巨人様観という。

・死体の損壊

地上に放置された死体や，水中死体は，腐食動物（蛆，昆虫，鳥類など）や水棲生物，あるいは物体との接触（船のスクリューなど）によって，物理的に死体の損壊が促進される。生活反応との鑑別が重要になることがある。

・白骨化

白骨化に要する期間は環境により大きく異なり，気温だけでなく動物による損壊も大きく寄与するが，一般的には地上で半年〜1年，土中で3〜4年，完全には白骨化するには5年以上を要するとされている。

水中死体における死後経過時間の推測

Casperの法則によると，地上での腐敗状態を1とした場合，水中ではその約2倍，土中では，その8倍の時間を要するとされるが，水中死体は，地上に引き上げられ，空気と接すると非常に早く腐敗が進むことも知っておくべきである。また，水中の死体現象は，水温・水深・水流など様々な因子によって左右されるため，表の所見（表2）を参考に，幅を持って慎重に判断することが望ましい。

特異な死体現象

ある特殊な条件下では，死体の腐敗の進行が停止し，半永久的にその形態を残すことがある。

・ミイラ化

高温・低湿で風通しのよい環境下で，死体の水分が急速に失われ乾燥が進行した場合にミイラ化する。一般的にミイラ化するには，成人で約3カ月以上必要とされている。

また，腐敗とミイラ化は同時に進行するため，部分的ミイラ化現象を見ることが多い。

・死蝋化

高湿で通気の遮断された環境下で発生しやすい。屍蝋化した死体の組織は，灰白色あるいは黄色調で，硬さは軟らかいチーズ様から，石膏様に固くもろくなるものまである。

分解された脂肪酸の鹼化によるものとされているが，成因は充分には解明されていない。死蝋化は，死体表面から始まり，完成するのに数カ月を要する。

6. 緑の死体 **35**

表2　東京地方での水中死体の死後変化と死後経過時間

季節	夏	春秋		冬
月	7〜9月	4〜6月	10〜12月	1〜3月
平均気温	28.4℃	20.9℃	19.7℃	11.1℃
平均水温	24.5℃	17.1℃	15.5℃	7.7℃
角膜混濁	8時間〜半日	半日		1〜2日
角膜中濁	半日〜1日	1〜2日		2〜3日
角膜全濁	1日位	2日位		3日位
手掌の白変	3〜4時間	5〜6時間		半日
手足の漂母皮形成	半日	半日〜1日		1〜2日
手足の皮膚が容易に剥がれる	2〜3日	3日〜4日		10日〜2週間
手袋状あるいは足袋状に剥離（蝉脱）	3〜4日	5日〜1週間		2週間〜1カ月
死体硬直の寛緩	2〜3日	4〜5日		5日〜1週間
巨人様観	2〜3日	4〜6日		1週間〜10日
頭毛が容易に脱落	3〜4日	5日〜1週間		10日〜2週間
頭毛の完全自然脱落	4日〜1週間	1〜2週間		20日〜1カ月
頭蓋骨の一部露出	2週間	3週間〜1カ月		1カ月〜1カ月半
水苔の付着	4〜5日	1週間		2週間
死蝋化	1カ月	1カ月		1カ月

（越永．東京都内における溺死体（水中死体）の死体所見と死後経過時間について．科学と捜査 1956; 9: 227-230）

A6　正しい記載を選べ

1. 死後数カ月以上経過したと推測され，災害前に死亡したと推測した。　✕ 0点

　　　　死後数カ月以上経過すると，本問で検案した遺体よりも，白骨化や死蝋化が認められるなど，死体現象がさらに進行していると考えられる。

2. 死後3日程度と推測し，災害に便乗した新たなる事件の可能性を考えた。　✕ 0点

　　　　前項の表によれば，10月の水中死体において，蝉脱や，頭毛の自然脱落が認められるには，1週間程度経過する必要があり，可能性としては低いと考えられる。しかし，夏場で水温が高い場合は，3日程度でも，同様な高度の死後変化が認められる場合がある。

3. 災害発生時からの経過期間である死後1週間程度として矛盾しない。　◯ 4点

　　　　前項の表によれば，遺体に認められた死体現象は，災害が発生した1週間程度として矛盾しない。

4．遺体の死後変化が著しいため，死後経過はまったく推測できない。… ✕ 0 点

　　死後変化が高度に進行した死体や，水中から発見された死体の死後経過時間を推測することは，時に困難であり，幅を持って慎重に判断することが望ましいが，状況がある程度判明している場合，矛盾しないかどうかを判断することも重要である。

さえの一言

「死後変化が高度であっても，遺体に向き合う」

（猪口　剛）

7. 乳児の急変

某月某日午後 10 時，5 カ月男児が顔面蒼白を主訴に自家用車にて時間外受診した。来院時心肺停止状態で，気管挿管・心臓マッサージ・静脈路確保・アドレナリン投与等行うも，蘇生行為に反応せず，同日午後 11 時半に死亡が確認された。

両親の動揺はかなり激しいが，なんとか状況をうかがったところ，7 時頃にぐずったので授乳し，そのまま寝付かせた。9 時半過ぎに様子をうかがった所ぐったりして，明らかに様子がおかしかったため，かかりつけの当院に急いで受診したとのことである。日中に特に異常はなかったと思う。

本児は当院産婦人科にて出生し，周産期に特記すべき異常はなく，その後の健診は母子手帳を見る限り，地域開業医にて問題なく行われている様子である。明らかな既往歴もない。

診察上明らかな皮下出血を疑わせるような変色や表皮剥脱は認めず，低栄養等も認めなかった。

状況からは乳児突然死症候群が疑われると思われたため，死因診断のためには病理解剖が必要な旨ご説明したが，解剖は絶対に絶対に嫌だと拒否された。今すぐ自宅に連れて帰ると主張されている。

Q7　今後取るべき行動はどれか？

1．実施可能な検査を全て行い，異常なければ乳幼児突然死症候群（SIDS）の疑いで死亡診断書を発行する。また，来院時心肺停止事例という最重症例であることを鑑み，児童相談所に通告する。

2．警察に異状死届出をする。同時に SIDS を念頭に詳細な問診を取り，実施可能な検査を全て行い，再度の説明でも解剖同意が取れなければ，乳幼児突然死症候群の疑いで死体検案書を発行する。

3．警察署に異状死届出を行い，警察からの求めに応じて死因不詳で死体検案書を発行する。警察は事件性がないと判断したと言って死因の種類を不詳の内因に変更するよう求めてきた。ムカついたが表向き紳士的に断った。

4．警察署に異状死届出を行ったところ，警察の検視と捜査によって虐待は否定的，との証言が得られたため，SIDS が最も疑われるが「不詳の内因死」で死亡診断書を発行する。

解説

　乳幼児突然死症候群（sudden infant death syndrome：SIDS）とは，厚生労働省の診断ガイドライン（第 2 版）によれば「それまでの健康状態及び既往歴からその死亡が予測できず，しかも死亡状況調査および解剖検査によってもその原因が同定されない，原則として 1 歳未満の児に突然の死をもたらした症候群」と定義されている。

　厚生労働省 SIDS 研究班．乳幼児突然死症候群（SIDS）診断ガイドライン　第 2 版．2012
　http://www.mhlw.go.jp/bunya/kodomo/pdf/sids_guideline.pdf

　SIDS の診断には状況調査並びに解剖検査が必須であることから，病院内で診断を行うことは原則的に不可能である。また，諸般の事情により解剖調査がなされない場合には，状況的に SIDS が疑われる場合でも死亡診断書（死体検案書）の死因の欄に疑い病名（死因：SIDS 疑い，等）を記載することは控えなければならない。

　日本では異状死の定義は法律で定められておらず，厚生労働省による死亡診断書記入マニュアルにおいても"異状を認めた場合には医師法 21 条に基づき 24 時間以内に警察署に届け出る"よう記載があるが，異状の定義がなされていない。

　厚生労働省．死亡診断書（死体検案書）記入マニュアル．2016
　http://www.mhlw.go.jp/toukei/manual/dl/manual_h28.pdf

　法で定められた異状死の定義がなく，日本法医学会による異状死ガイドライン以外の学術団体による異状死に関する定義・ガイドラインもないため，診療に際しては法医学会の異状死ガイドライン（巻末の「付録」）を参考にするのが望ましい。診療関連死の取扱いで届出対象死体に関しては議論のあるところだが，いずれにしても，既往のない生来健康な乳児の突然死（急変）は，搬送時点で内因死・外因死の別も不明であり，したがって SIDS が疑われる事例は全て警察への異状死届け出の対象であると考えるべきである。

　なお，日本国内でも都道府県によって解剖制度（監察医務院の有無）が異なるうえに，同じ監察医制度を採用している地域でも地域間で解剖率が大きく異なるなど，死因究明の質的に統一された状況にない。したがって地域によっては SIDS が疑われる乳幼児死亡事例はほぼ全例解剖されるが，別の地域ではほとんど解剖されない……などの状況も想像される（SIDS と診断された事例のうちどれだけ解剖されているかは公表されていない）。SIDS が疑われる事例は医療機関と捜査機関が協力し，法医ないし病理解剖を行った上で死因を診断し，得られた知見を遺族や社会還元にする，といった環境が理想的であるが，本項では理想的でないが現実に起こりうる環境を設定した。

　この例では，仮に虐待が否定されたとしても，鼻口閉塞による窒息の可能性は残る。諸検査を行ったとしても医学的情報だけで外因を否定することは不可能であると考えた方がいい。法医学の教科書的には，眼瞼結膜の溢血点は窒息でよく認められるとさ

れる所見であるが，鼻口閉塞による窒息では溢血点をほとんど認めないことからも，医学的検査や体表の観察のみで内因死と診断することは不可能であると思われる。

Saukko P, Knight B. Knight's Forensic Pathology. 4th Edition. Boca Raton, Florida: CRC Press; 2015. p453

A7 今後取るべき行動はどれか？

1. 実施可能な検査を全て行い，異常なければ乳幼児突然死症候群（SIDS）の疑いで死亡診断書を発行する。また，来院時心肺停止事例という最重症例であることを鑑み，児童相談所に通告する。 ················· × 0 点

解剖をせずに，仮に疑いであっても SIDS と判断することは，上記の通り誤り。そもそも，このような突然死の場合死亡診断書ではなく死体検案書を発行することになる。ただし，本事例は死亡の転機を取ったが，心拍再開するなど救命しえた場合 "原因不明の重症事例" として児童相談所へ通告することは誤りでない。また，仮に遺族が病理解剖に同意しても警察への届け出は必要である。

2. 警察に異状死届出をする。同時に SIDS を念頭に詳細な問診を取り，実施可能な検査を全て行い，再度の説明でも解剖同意が取れなければ，乳幼児突然死症候群の疑いで死体検案書を発行する。 ················· × 0 点

警察への届出と死体検案書の発行は正解だが，乳幼児突然死症候群の疑いとすることは 1 と同様に誤り。平成 8 年の厚生労働省の報告では非解剖事例は「SIDS の疑い」とされていたが，人口動態統計の 0 歳の死因で第 3 位になるなど疾患の重要性が認識され，現在は疑い病名は推奨されていない。

3. 警察署に異状死届出を行い，警察からの求めに応じて死因不詳で死体検案書を発行する。警察は事件性がないと判断したと言って死因の種類を不詳の内因に変更するよう求めてきた。ムカついたが表向き紳士的に断った。 ·········· ○ 4 点

SIDS の疑いとも書けず，外因も否定できない以上，医師としては死因不詳として死体検案書を発行する以外にない。これが正解。ただ，実際には警察官の言うとおりに不詳の内因に変更するといった運用が行われることもあるだろうし，多少ムカついても穏やかに従う場合も多いだろう。しかし，そのことが犯罪や事故の見逃しにつながることもあるので，注意すべきだ。

4. 警察署に異状死届出を行ったところ，警察の検視と捜査によって虐待は否定的，との証言が得られたため，SIDS が最も疑われるが「不詳の内因死」で死亡診断書を発行する。 ················· × 0 点

警察による捜査（＝環境情報）で虐待は否定的であるとされるが，積極的な暴力行為がなかったとしても，不慮の事故による窒息があれば外因死である。

・SIDS 様症状で発症する先天代謝異常症

3 のように，警察が解剖を行わず，また，遺族の承諾による病理解剖もできない場合には，死因は不詳とせざるをえない。その場合，可能な範囲で検査を行い，また遺伝子多型等の死亡時点では診断困難であっても将来的に検査可能になる疾患が存在している可能性もあるため，できる限り検体の保存に努めることが望ましい。先天代謝異常症の一部に SIDS 様症状で発症する疾患があることが知られている。解剖でも死因が特定できず，SIDS と診断された剖検例 313 例を後方視的に検討した結果 14 例に脂肪酸代謝異常を認めたとする報告や，小児の原因不明の死亡症例 7058 例中 66 例に代謝異常症を認めたとする報告がある。

Boles RG1, Buck EA, Blitzer MG, et al. Retrospective biochemical screening of fatty acid oxidation disorders in postmortem livers of 418 cases of sudden death in the first year of life. J Pediatr 1998; 132(6): 924-933. PMID: 9627580

Chace DH1, DiPerna JC, Mitchell BL, et al. Electrospray tandem mass spectrometry for analysis of acylcarnitines in dried postmortem blood specimens collected at autopsy from infants with unexplained cause of death. Clin Chem 2001; 47(7): 1166-1182. PMID: 11427446

また，突然死した乳幼児の心筋・肝臓・線維芽細胞を採取が可能であった 13 例に対しミトコンドリア呼吸鎖異常を検討した結果，心筋では 11 例など多くの症例で呼吸鎖複合体の欠損を認めたとの報告がある。これら代謝疾患の検索は小児突然死事例において可能な限り実施することが望ましい。

Yamamoto T, Emoto Y, Murayama K, et al. Metabolic autopsy with postmortem cultured fibroblasts in sudden unexpected death in infancy: diagnosis of mitochondrial respiratory chain disorders. Mol Genet Metab 2012; 106(4): 474-477. PMID: 22658691

また，解剖が実施される場合にも，これら代謝異常症の診断は従来の肉眼的解剖や病理組織学的検査では不可能であるため，同様に検体採取を行う必要がある。千葉大法医学教室では，千葉県こども病院代謝科と連携し，小児死亡事例に対して以下の検体を用いて脂肪酸代謝異常症及びミトコンドリア呼吸鎖異常症について検索を行っている。

・血清，尿，胆汁：約 1ml（凍結保存）
・ガスリーろ紙血
・肝臓・心臓・骨格筋（−80℃凍結検体）：約 1cm^3
・皮膚ネクロプシー検体（生理食塩水につけて常温輸送）→線維芽細胞培養に用いる
　　参考：千葉県こども病院代謝科ホームページ

代謝異常の診断には有機酸分析や酵素活性などの生化学的検査だけでなく，確定に際しては遺伝子診断や培養細胞による酵素活性検査が必要になってくる。特に線維芽細胞の培養は，その他の検体検査と異なり死後変化の影響を受けず，死後診断には有

用であるが，死亡から法医解剖になるまでのタイムラグにより新鮮な検体採取が困難であるなどの問題がある。一方で，搬送先病院での検体採取は死後経過時間が比較的短い時点での採取が可能であるものの，ネクロプシーは一般に蘇生行為として行われる心臓マッサージや採血等とは異なり，同意を取得し，病理解剖室等の適切な場所（所轄保健所長の許可を得た場所）での検査が必要である

（病理と臨床 2009; 27: 90-98）

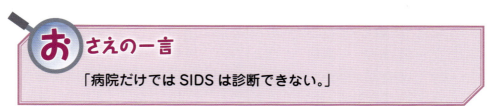

おさえの一言

「病院だけでは SIDS は診断できない。」

（千葉文子）

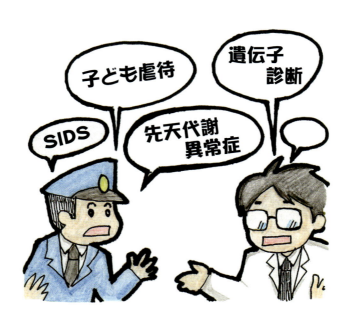

コラム　自殺の取扱い

　自殺のご遺体も法医解剖の対象になることがある。ただ，日本の死因究明は何といっても犯罪の発見や証拠保全の動機が強いため，件数はあまり多くない。千葉大学では年平均約40体程度の自殺と思われるご遺体の解剖を行っているが，千葉県全体では1,300人程度の自殺者数だから，解剖率は約3％程度だ。全国の自殺統計を手段別にみると縊首が約60％であるのに対し，千葉大では，約20％にすぎない。つまり首吊りによる自殺は99％が警察の検視段階で自殺と断定されるため，滅多に法医解剖には回らないということになる。では，千葉大で解剖された自殺死体では何が多いかというと，入水自殺で約30％。これは千葉県が海に囲まれているという事情もあるが，自殺との断定が困難であることもその理由の一つだ。

　自殺といえば千葉大で次のような事例があった（個人情報の観点から改作している）。自宅での突然死で心臓病の既往があるが死因が明確でないためCTを撮ってくれとの警察からの依頼があった。50代後半の男性。CTを撮ると心臓付近に細い金属が写っていたため，これは外因死だということになり，司法解剖が実施されることになった。解剖するとその金属は点滴用の注射針。外表には小さな注射針痕があるのみで，警察官の検視では気づかなかったようだ。これは事件かもしれない，ということで警察も殺気立つ。自宅では30過ぎの娘さんと2人暮らしだったため，警察が娘さんに事情を聴くと，娘さんは泣きながら父親からの遺書と思われる手紙を差し出した。

　「お父さんはこれから心臓に針を刺して死にます。今の日本の制度だと，これは心疾患による死亡とされ解剖などの死因究明はされないでしょう。知ってのとおりお父さんにはたくさんの借金がありますが，今入っている生命保険は契約から3年以内だと自殺に保険金は出ません。病死ということにして保険金を受け取り，借金の返済に充ててください。さようなら」

　この事例，警察が念のためCT撮影を依頼したので真相が明らかになったが，そのまま内因死としたら永久に分からなかっただろう。かえって，娘さんにとっては最悪の事態となってしまったが。

（石原憲治）

8. 身体的虐待診察

　5カ月男児。何となくぐったりしていることを主訴に，小児科外来に受診した。診察時において，顔面に多数の皮膚変色部を認めたため（図1），母親に訪ねたところ，よく自分でつねったり，引っ掻いたりしているので，それでできてしまったのかもと述べた。

Q8　対応として望ましいのはどれか？

1．すみやかに児童相談所に通告する。
2．すみやかに保健所に通告する。
3．重篤な状態ではないので湿布を処方して帰宅とする。
4．男児の顔を殴打していないかどうか，両親を問い詰める。

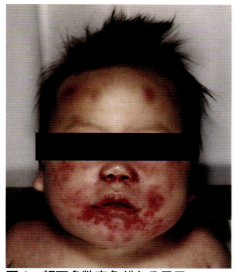

図1　顔面多数変色がある男子

解説

　本問は身体的虐待が疑われる事例に遭遇した時の，対応に関する設問である。
　近年，児童相談所における児童虐待相談対応数は増加の一途を辿っており（図2，表1），児童虐待対応に関する問題は，世間的に大きな注目を浴びている。

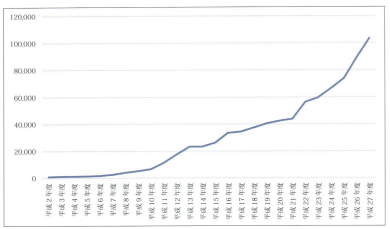

図2　児童虐待相談対応件数

平成27年度児童相談所での児童相談対応件数　厚生労働〈http://www.mhlw.go.jp/file/04-Houdouhappyou-11901000-Koyoukintoujidoukateikyoku-Soumuka/0000132366.pdf〉

表1　児童相談所での虐待相談の内容別件数

	身体的虐待	ネグレクト	性的虐待	心理的虐待	総　数
平成27年度	28,611	22,455	1,520	38,775	103,260

平成27年度児童相談所での児童相談対応件数　厚生労働〈http://www.mhlw.go.jp/file/04-Houdouhappyou-11901000-Koyoukintoujidoukateikyoku-Soumuka/0000132366.pdf〉

　「児童虐待の防止等に関する法律」の第2条では，身体的虐待，性的虐待，ネグレクト，心理的虐待を児童虐待として定義しており，日本小児科学会の子ども虐待診療手引きによれば，定義の重要な点として，「加害者の動機」が含まれず，「子どもの健康と安全が危機的状況にある」こととしている。「児童虐待の防止等に関する法律」の第5条では，学校・病院等の教職員・医師・保健師・弁護士等は，児童虐待に関して早期発見に努めなければならないとし，同法第6条において，児童虐待を受けたと思われる児童を発見した者は，速やかに福祉事務所・児童相談所に通告しなければならないとされている。
　したがって，小児診療に従事する医師には，虐待を疑った段階で通告する義務が生じることになる。

一方，近年では，このような重要な判断を，個人による対応で済ませるのではなく，組織的に対応することが推奨されており，院内に，小児科医，医療ソーシャルワーカー，看護師などによって構成される子ども虐待対応組織を設置する医療施設が増加している[1]。

1) 公益社団法人日本小児科学会こどもの生活環境改善委員会. 子ども虐待対応院内組織.
   In：子ども虐待診療手引き. 日本小児科学会. 2014
   http://www.jpeds.or.jp/uploads/files/abuse_19.pdf

このような組織を設置することによって，個々の責任と負担が軽減され，院内での対応方針の統一や，関係機関との連携円滑化が可能になるとされている。また，虐待対応は，市町村や児童相談所などの行政機関や，場合によっては捜査機関などの多機関との連携が必要とされることから，これらの機関が，スムーズに連携を行えるような，ネットワークの構築も徐々に図られている段階にある。

虐待が疑われる児童を診察し，施設内に院内虐待対応チームがある場合，児童を入院させたうえで，チームのメンバーを招集し，今後の方針に関して協議することが最良である。

しかしながら，すべての医療機関にこのような対応チームがあるわけではなく，ある場合においても，体制の整備が不十分であることもあり，加えて他機関との連携体制にも地域差があることから，現段階では，国内において，画一的に高度な虐待対応や支援を行うことは，困難であるのが現状である。医療施設における児童虐待対応に関して，さらなる制度の整備と発展が望まれる。

実際の診察において，本問のように，つかまり立ちをする以前の乳幼児の顔面に，皮下出血を疑わせる多数の皮膚変色が認められた場合，身体的虐待を鑑別に挙げ[2]，しかるべく対応をとるべきであろう。身体的虐待が疑われる事例においては，のちに損傷の客観的な評価が必要になる場合があり，また，皮下出血などの損傷は，数日のうちに消失してしまうこともあるので，証拠保全の観点から，初期の診察の時点で，物差しなどを入れたうえで，写真を撮影するなどして，損傷の記録をとどめておくことが重要である。また，2歳以下の身体的虐待疑い事例では，全身骨X線撮影による全身評価を行うことが不可欠とされており，必要に応じて，頭部CT撮影や，眼底検査なども行う必要がある。

2) Sugar NF, Taylor JA, Feldman KW. Bruises in infants and toddlers: those who don't cruise rarely bruise. Puget Sound Pediatric Research Network.Arch Pediatr Adolesc Med. 1999 153(4): 399-403. PMID: 10201724

一方，客観的な損傷評価に関して，法医学者は，主に普段の解剖業務において，損傷の正確な記載による証拠保全，損傷からの成傷器や成傷方法の推定，鑑定書などの公的機関に提出する文書の作成に習熟していることから，これらの知識や経験を，生者である被虐待児の診察にも応用することが期待される。今後，身体的虐待が疑われ

Part 1 死体及び生体の損傷のみかた

る事例では，包括的かつ，より客観的な評価のために，小児科医をはじめとする医療従事者と，法医学者のさらなる連携が望まれる。

A8 対応として望ましいのはどれか？

1. **すみやかに児童相談所に通告する。** ……………………………………… ○ **4点**

　　　虐待を疑った段階ですみやかに児童相談所に通告すべきである。院内に虐待対応チームがある場合は，同メンバーを招集し対応に関して協議するべきである。そのようなチームが，院内にない場合でも，可能な限りスタッフと情報共有をするべきであろう。

2. **すみやかに保健所に通告する。** …………………………………………… × **0点**

　　　虐待を疑った場合，通告先は保健所ではなく，児童相談所である。

3. **重篤な状態ではないので湿布を処方して帰宅とする。** ………………… × **0点**

　　　虐待が疑われるケースでは適切な介入をしないと予後を悪化させる。

4. **男児の顔を殴打していないかどうか，両親を問いつめる。** …………… × **0点**

　　　救急の現場を含め，外来はトリアージの場所であり，両親への問診は注意を要する。「虐待」などのキーワードを直接伝えることで，逆上を誘う恐れがある。まずは入院を試みて，児の安全を確保する。その後に院内多職種・院外機関（児童相談所・保健師・警察など）と連携して全身評価や環境評価，その後の対応を決めていく。

お さえの一言

「虐待を疑ったら迷わず児童相談所に通告」

（猪口　剛）

9. 泣きやまない理由は

　4カ月男児。泣き止まないことを主訴に，病院に受診した。全身を診察したところ下腿部に，下の写真のような皮膚変色部が認められた。

> **Q9** この変色部に関して最も考えられる成傷機序は以下のうちどれか？

1．火のついたタバコの先端によって形成された熱傷である。
2．何らかの内因性の皮膚疾患によって形成された。
3．棒状の鈍体で打撃・圧迫され形成された。
4．手拳による殴打によって形成された。

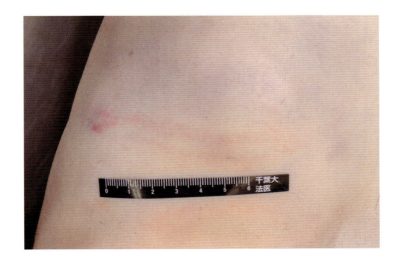

解説

　一般的に，何らかの鈍体の圧迫・打撃によって，皮膚変色（皮下出血）が形成される時，人体の表面の多くは丸みをもっており，また出血血液は皮下組織に浸潤していくため，成傷器の形態を反映せず，変色の形状から成傷器を特定することが困難である場合が多い。

　しかしながら，なかには成傷器を推定しえる損傷もあるため，小児に形成された損傷は注意深く観察するべきであり，診察の際に，必要に応じて，物差しなどを添えて写真を撮影し，記録に残しておくべきである。

　本問でみられるような，平行した二重の線状皮膚変色のことを，二重条痕という。これは，棒状の鈍体が背部・腰部・大腿部など，体表面が比較的平坦な部に，直接強く作用した際に，形成される特徴的な損傷である。このような状況で損傷が形成されるとき，成傷器の作用面直下の血管は破綻せず，辺縁部の血液が駆出され，その部において血管内圧が高まり，血管が破れ出血することによって，平行した二重の線状変色が出現すると考えられている。この損傷の存在は，裸に近い状態で棒状の成傷器で殴打されたことを意味するので，身体的虐待を積極的に疑う必要がある。

　その他，身体的虐待を疑わせる特徴的な損傷として，頸部圧迫を示唆する顔面・眼瞼の溢血点や頸部の索状痕，緊縛を示唆する手足関節の索状痕，タバコ熱傷を示唆する辺縁が明瞭な径 1cm 前後の深いクレーター状の熱傷などが挙げられる。また，詳細な説明は成書に譲るが，特徴的な損傷以外にも，対象児の月・年齢や，損傷が形成された部位から，虐待の可能性を判断することも重要とされている。

　法医学者が診断することによって，すべての損傷の成傷器が推定できるわけではなく，また，損傷が，非偶発的に形成されたのか，あるいは偶発的に形成されたのかも，その性状のみからは説明できないことが，しばしば経験される。このような場合，身体的虐待か否か，医学的な評価を行うために，損傷に対して，（1）外傷であるか否かを鑑別する，（2）外傷であれば，その外傷の疫学的事実に関して考察を行う，（3）生じている外傷の受傷機転としての十分な説明がなされているかを考察する，（4）虐待の可能性について推察を行う，というステップを踏むことによって，虐待の鑑別疾患の可能性を考察するとともに，個々の事例に応じた的確な評価が行えるとされている。

　　リース RM，クリスチャン SW 編．日本子ども虐待医学研究会監訳．溝口史剛訳．子ども虐待
　　医学　診断と連携対応のために．第 1 版．明石書店；2013．221 頁．

　法医学領域においては，より客観的に損傷評価を行うために，生体における打撲傷などの損傷に関して，超音波による皮下出血の評価や，紫外線による陳旧打撲傷の探索などが試みられている。今後，同分野のさらなる研究の発展が期待される。

Mimasaka S. Characterization of bruises using ultrasonography for potential application in diagnosis of child abuse. Leg Med (Tokyo). 2012; 14(1): 6-10. PMID: 22192757.

Mimasaka S. Spectrophotometric evaluation of the age of bruises in children: measuring changes in bruise color as an indicator of child physical abuse. Tohoku J Exp Med. 2010; 220(2): 171-5.

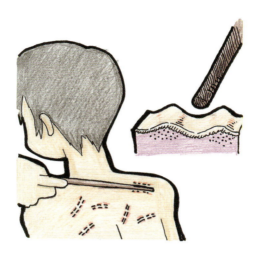

A9　この変色部に関して最も考えられる成傷機序は以下のうちどれか？

1. 火のついたタバコの先端によって形成された熱傷である。 …………… **× 0点**

　　典型的なタバコ痕は，縁が明瞭な径1cm前後の深いクレーター状の熱傷である。

2. 何らかの内因性の皮膚疾患によって形成された。 ………………… **× 0点**

　　本問においては，典型的な二重条痕が形成されていることから，その可能性は極めて低いが，場合によっては，皮下出血による皮膚変色か，内因性の皮膚変色（蒙古斑など）か鑑別が必要となることがあり，注意を要する。

3. 棒状の鈍体で打撃・圧迫され形成された。 ……………………… **○ 4点**

　　本問は，典型的な二重条痕であり，棒状の鈍体の圧迫・打撃により形成されたと考えられる。

4. 手拳による殴打によって形成された。 ……………………………… **× 0点**

　　本問は，典型的な二重条痕であり，手拳によって形成された可能性は低い。

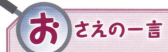

さえの一言

「不自然な損傷があったら，まず写真を撮影」

（猪口　剛）

10. その顔のうっ血は

　70歳代女性，自宅ベッドでうつ伏せ状態で，心肺停止状態であるところを，同居する長女が発見した。119番通報するも，救急隊到着時すでに死体硬直が発現しており，搬送先病院にて救命措置は行われず死亡が確認された。以下の写真は検視・検案時の遺体の状況である（図1〜図4）。

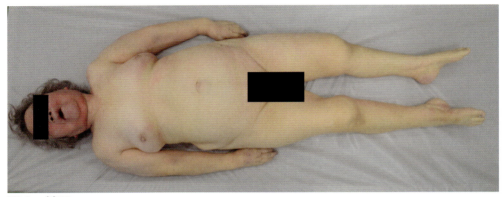

図1　前面

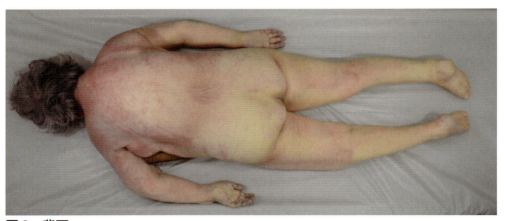

図2　背面

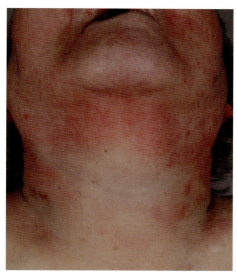

図3　顔面

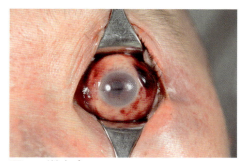

図4　溢血点

Q10-1 遺体の所見より下記の選択肢で正しいのはどれか？

1．特に損傷はないので病死，おそらく虚血性心疾患と考えられる。
2．皮膚症状から薬毒物による中毒死と診断した。
3．顔面のうっ血と結膜の溢血点は，頸部圧迫を疑う所見である。
4．うつ伏せ状態であったので，顔面はうっ血したと考えられる。

解説

　頸部圧迫による窒息死の問題である。写真のような顔面のうっ血・結膜の溢血点（溢血斑）は，典型的な首絞めを疑う所見であり，慎重な対応が必要である。

　頸部圧迫による窒息はその様態から，縊死（"首吊り"）・絞死（索状物による"首絞め"）・扼死（手や腕のよる"首絞め"）に分類することができる。さらに，縊死は定型的縊死（前頸部に索状物が掛かり，後正中線上で開放あるいは結節のある吊り方で，かつ足が地面・床から離れて宙に浮いて懸垂している吊り方）と非定型的縊死（定型的縊死以外）に分類される。これら頸部圧迫による窒息死は，①気道の狭窄・閉塞，②頸部血管の圧迫，③頸動脈洞・迷走神経の圧迫による反射的な心停止などによって，死に至ると考えられている。

　顔面のうっ血・溢血点は，頸部が圧迫されて，頸動脈・椎骨動脈が完全に閉塞にしていない場合に生じる。上記のうち定型的縊死では，頸部の血管が完全閉塞するため，一般的に顔面蒼白となり，溢血点が認められないのに対し，その他では，頸部の動脈の完全閉塞までは至らないことが多いので，これらの所見が出現する。非定型的縊死では，索状物の掛かり方や，体勢などによって，その程度は様々であり，絞扼死の場合は，一般的に強く出現する。

　したがって，本事例のように，縊死した状況でないにも関わらず，顔面がうっ血し，溢血点が確認できる場合は，絞死や扼死の可能性を積極的に疑わなければならない。そして，外表における索条痕などの有無や，解剖における頸部皮下・筋肉内出血など，頸部を圧迫した痕跡がないか入念に確認する必要がある。

A10-1　遺体の所見より下記の選択肢で正しいのはどれか？

1．特に損傷はないので病死，おそらく虚血性心疾患と考えられる。 …… ✕ **0点**

　　　顔面のうっ血や，結膜の溢血点は，急死事例において頭部が低い位置にあると，出現することがあるので注意が必要である。しかしながら，これらの所見を見た場合，まずは頸部圧迫の可能性をまずは疑うべきであろう。そもそも外表所見のみから，死因を特定することは困難であり，生前の症状や既往歴，警察の状況調査の結果，望ましくは解剖を行い，慎重に死因は判断すべきである。

2．皮膚症状から薬毒物による中毒死と診断した。 ………………………… ✕ **0点**

　　　病死と同様，外表所見（皮膚症状）のみから薬毒物中毒を診断することはできない。薬毒物中毒を確定診断させるためには解剖を行い，血液や尿などにおける当該薬物の定量検査を行う必要がある。もっとも，過去の検案・検視犯罪死見逃しは，多くの事例が薬毒物関連であったと言われており，外表に損傷が

ない死体において，薬毒物中毒を念頭に置くこと自体は正しい。

3. 顔面のうっ血と結膜の溢血点は，頸部圧迫を疑う所見である。 ……… ○ **3点**

正解である。頸部圧迫を疑ったものの，警察が犯罪性はないというので，病死の検案書を作成するといった場合もあるかもしれない。対応として望ましくないが，現在の日本では起こり得るシチュエーションである。

4. うつ伏せ状態であったので，顔面はうっ血したと考えられる。 ……… × **0点**

死後うつ伏せ状態で置かれた場合，顔面にも死斑が出現するため，うっ血との鑑別が困難となる場合もある。一方，本事例の場合，うつ伏せ状態で発見されたにも関わらず，検案時の所見において，死斑は体の前面にはなく，背面に出現している。死斑は死後10数時間程度経過すると，体位によって移動しなくなることから，本屍は死後しばらく仰向け状態で置かれたのち，うつ伏せにされたことが推測される。したがって，本事例では，顔面のうっ血の原因として，うつ伏せ以外を考えるべきである。

Q10-2 推定される成傷器の記載として正しいものはどれか？

1．ロープのような表面が粗造な索状物の可能性が高い。
2．電気コードのような表面が平滑な索状物と推定される。
3．タオルのような幅の広く柔らかいものである可能性がある。
4．手によって頸部を絞められた可能性はない。

Part 1　死体及び生体の損傷のみかた

解説

　絞扼死の場合，顔面のうっ血や結膜の溢血点の他，圧迫された頸部に索条痕など何らかの所見が残ることが多く，また，それが成傷器の形状を反映している場合があるので注意深く観察しなければならない。しかしながら，タオルなど幅の広く柔らかいもので圧迫された場合など，所見が目立たない，あるいはない場合もあるので注意が必要である。

　本事例では，外表では明らかな索条痕を識別できなかったものの，解剖において，頸部皮下および筋肉内の出血が確認され，頸部圧迫による窒息死であることが証明された。

　一方，外表では，溢血点や顔面のうっ血を全く認めず，解剖でも皮下・筋肉の出血など頸部が圧迫された痕跡を残さない非定型縊死・絞死事例や，窒息死の際に認められるはずの，いわゆる急死の3徴（溢血点・暗赤色流動血・うっ血状の諸臓器）を欠く頸部圧迫事例なども経験される。これは，成傷器の種別，頸部血管の何らかの機序による完全閉塞，神経反射による心停止，その他の損傷より惹起される病態（頸椎骨折など）の関与など，理由は様々であると思われるが，経験を重ねるほど，頸部圧迫の診断は一筋縄ではいかないことを痛感する。

　ところで，我が国では極めて低い解剖率を背景に，検視の段階で，警察によって，自殺と判断されれば，大学の法医学教室で解剖が行われることはほとんどない（コラム：自殺の取扱い参照）。したがって，法医学者が経験する首吊りの解剖数は，その実際の数と比較して，思いのほか少ないかもしれない（もっとも，犯罪性がない異状死体が対象となる監察医務院制度を有する東京都などでは，"自殺"と判断された多くの縊死死体を検案医が取り扱うことになる）。

A10-2　推定される成傷器の記載として正しいものはどれか？

1．ロープのような表面が粗造な索状物の可能性が高い。 ⋯⋯⋯⋯⋯⋯⋯ ✕ **0点**

　　　一般的に，ロープのような作用面が硬い索状物により圧迫されると，索溝は顕著となり，その索状物の幅を反映した表皮剥脱や蒼白帯が認められる（図5，図6）。また，索状物の表面構造が索溝に印象されることがあるので注意深い観察が必要である。本事例の場合，明確な索条痕を認めないことから，可能性としては高くないだろう。

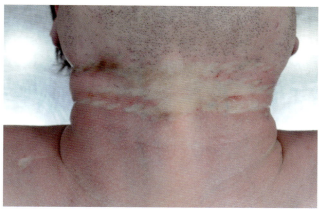

図 5　非定型縊死事例の索条痕（トラロープにより形成）

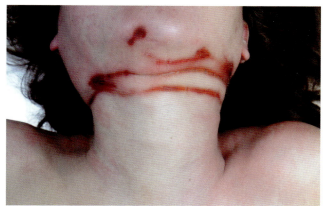

図 6　絞死事例の索条痕（綿製ロープにより形成）

2. 電気コードのような表面が平滑な索状物と推定される。　……………　**× 0 点**

　　選択肢 1 の回答と同様である。絞痕の場合，索条痕の走行は水平であることが多く，2 周以上巻かれた場合，Zwischenkamm 出血・水疱（二条の索条物に挟まれた皮膚に生じる出血・水疱で，生活反応に準ずる）が形成されることがある。

3. タオルのような幅の広く柔らかいものである可能性がある。　…………　**○ 3 点**

　　タオルのような柔らかい幅が広い索状物による圧迫では，索溝が目立たない，あるいはまったく痕跡を認めない場合があるので注意が必要である。

4. 手によって頸部を絞められた可能性はない。　………………………　**× 0 点**

　　手による扼頸では前頸部の半月状の爪痕（表皮剥脱）や，類円形変色（指頭の圧迫による皮下出血）が典型的な所見とされているが，外表にほとんど痕跡が残らない場合もあり，可能性はないと断言してはならない。

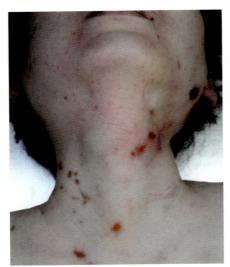

図7　扼死事例

事例

火事現場の死体

　60歳代の女性，いわゆる火事場死体として司法解剖を行うことになった。夫と2人暮らしで，夫の外出中に火事が発生してしまったようである。外表を観察すると，多くの部分で健常な皮膚は残存していたが，表皮が剥離して乾燥した赤色の真皮が露出している部分がまだら状に散在し，一部は炭化していた。赤色の真皮の部分は2度熱傷の水疱が破綻して乾燥したようであった。全身を観察すると，明らかな創はなさそうである。解剖を開始し，頸部の赤色真皮がまだら状に散在している皮膚を剥離すると，皮下に出血が確認された。解剖を進めていくと気道内に煤はなく，血中の一酸化炭素ヘモグロビン飽和度も5％以下で，煤や一酸化炭素が発生する中で呼吸や心拍があったとはとても言えない状況であった。捜査の結果，扼殺後に放火されたことがわかった。

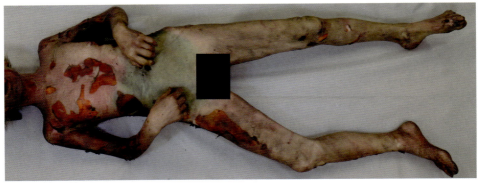

図8　焼死体

さて，この事例は火事場死体（焼損死体）の死因を外表のみで推定すると大変なことになるということである。科学的根拠をもって死因は決められるべきだ。焼却という行為は何かを隠蔽する目的で用いられることがあるが，人体においても同じである。リトアニアでは，解剖前 CT を実施する事例に焼損死体を入れていた。死後の焼却により銃創がわからなくなったとしても，体内に銃弾があれば見逃さないという理由である。

一方で，死後に火災にあっても皮膚に生活反応のような水疱形成ができるのかという点が気になる。死後でも死亡直後であれば生活反応が認められる場合がある。一般には死というものは社会的には死亡時刻のようにある瞬間で表されるが，医学的には一連の過程である。酸素の供給がなくなると脳は数分で不可逆的な状態となり，個体としての機能は停止するが，個々の細胞はある一定期間は生き続け，線維芽細胞は数日間生きられるとされている。よって，死亡後短時間以内に火災に遭った場合は，皮膚に生活反応が認められたとしてもおかしくはない。また，頸部の皮下を観察した時に，皮下に出血を伴う表皮剝脱と伴わない表皮剝脱があり，出血を伴うものは頸部圧迫により形成された表皮剝脱であり，伴わないものは熱の作用により形成されたものと推定された。解剖前にはこれらが混在して明らかな区別は困難であった。仮に頸部の皮膚が炭化していた場合，外表からは何も分からなかった可能性がある。

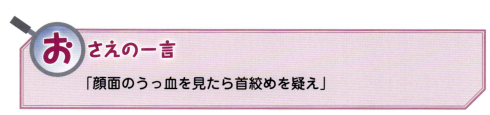

おさえの一言
「顔面のうっ血を見たら首絞めを疑え」

（猪口　剛・矢島　大介）

Part 2

死亡時及び死後の画像診断

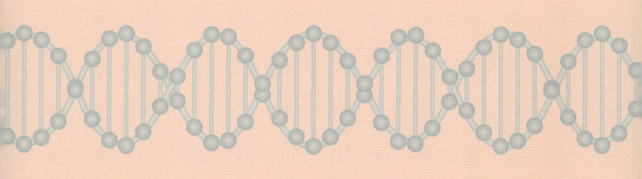

死後 CT ないし死亡時 CT は，解剖率が低い我が国において，公式・非公式を問わず，多数の病院で死因究明目的に施行されている。近年はいわゆる死因・身元調査法に「死亡時画像診断」に関する文章が記載されたため，公的な資金に基づいて施行されることも増えている。CT は各病院ですぐに施行できるし，解剖のような破壊的検査をしなくてもよく，ご遺族の承諾もとりやすいということでいいことずくめのように思われるかもしれないが，果たして死因究明にとって本当にいいことばかりなのだろうか。これからのパートでは，近年話題の死後 CT について腕試しをしていただき，死後 CT を読む際に真に必要な法医学的視点を身につけていただきたい。

11. もしも検査が追加できるなら

　亡くなられたのは 40 歳代の男性 A 氏，一人暮らしの会社員である。救急医であるあなたが勤める病院のかかりつけ患者ではない。救急車で一緒に来院した上司 B 氏によると，前日まで特段の体調不良の訴えはなかったという。仕事を無断欠勤したので心配になり，B 氏が A 氏宅に様子を見に行ったところ，室内ソファ上，仰向け状態で A 氏が倒れているのを発見した。すぐに救急要請を行ったが，救急隊到着時既に心肺停止状態。搬送病院において心拍再開はなく，死亡が確認された。死亡確認時，直腸温は 38 度であった。異状死届出をする前に，まずは死後 CT を撮影した。死後 CT のキーフィルム所見を以下の図 1，図 2 に示す。なお，死後 CT 所見や外表所見では死者の頭部や顔面に大なる損傷は認めない。

> **Q11** 死体検案書における死因の種類を決定するのに，もしどんな追加検査でも一つだけ追加できると言われれば，最も追加すべき検査はどれか？

1．ヘマトキシリン・エオジン染色やコンゴーレッド染色などの脳組織検査。
2．メタンフェタミンやコカインなどの薬毒物検査。
3．C 反応性タンパク（C-reactive protein：CRP）やプロカルシトニンなどの血液生化学検査。
4．追加検査は必要がない。

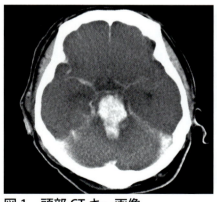 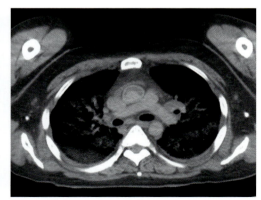

図 1　頭部 CT キー画像　　図 2　胸部 CT キー画像

解説

　本事例の死後頭部CTでは，脳幹部に高吸収域が認められ，これは脳幹出血の所見として矛盾しない。第四脳室にも穿破している（図3）。

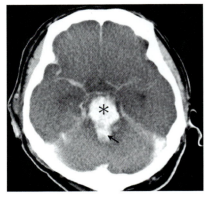

図3　頭部CTキー画像
＊は脳幹部の高吸収腫瘤を示し，脳幹出血の所見である。
←部は第四脳室にあたり，出血の脳室穿破を示す。

　脳幹出血は，臨床医学の常識的に内因性，特に高血圧性のことがほとんどであるから，このCT所見を見たら安心して内因性脳幹出血を死因とし，死因の種類を「1 病死および自然死」と選択することは日常的に死後CTを施行している施設でよく行われていることではなかろうか。そして，ときには死者の周辺環境についてよく知らないまま，死因は明らかだからという理由で異状死届出すらしないこともあるのではないだろうか。法医学的に本当にそれでいいのか。本事例を通じて考え直してみてほしい。

　読影力を腕試しするのが目的なので，本事例ではヒントとして図2の胸部CTを用意した。この画像から，心臓に心タンポナーデがないとか，大動脈に大動脈解離がないとか，肺に肺炎がないとかいった除外診断は可能であるが，出題者の意図ではない。なお，大動脈や肺動脈が高吸収になっており，上行大動脈内には，丸い高吸収部分があり，その上に低吸収の三日月状のものがある。これは動脈内に死後あるいは死の直前（死戦期）に形成された血管内の凝血塊であり，非常によく見られる死後CTの「正常」所見である。これを大動脈解離などと診断してはならない。

　出題者としては腋窩部に注目していただきたかった。果たして腋窩リンパ節（図4）が異常に高吸収である。これが意味することは何だろうか。実は，これ，刺青があることを示唆している。文献的に示されていることではないが，胸部単純X線写真を多量に読影するような医師は経験値的に刺青を持った患者のリンパ節は高吸収であることを知っている。「石灰化リンパ節」などと記載されることが多いが，一般的な石灰化よりも高吸収であり，色素などに使われる小さな金属が，リンパ流に流れ込んでリンパ節に集積するのが，その理由と推測される。

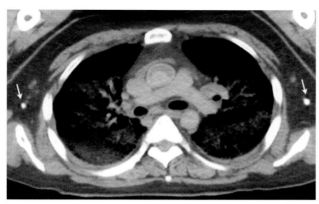

図4　胸部CTキー画像
腋窩リンパ節は異常に高吸収である

　では，刺青が示唆することは何だろうか。近年，「刺青の方おことわり」と言った温泉の掲示物が賛否両論になっているところであるし，もちろん，刺青をしている人には，真っ当な方もたくさんおられると思う。しかし，刺青をしていない人に比べると，真っ当な人でない確率が少し上がるのではないかと考えること自体は，診断学に限定していえば，決して悪いことではないだろう。死者はこの病院にはじめてやって来たのであり，一緒についてきたB氏からの情報を除くと，あなたは担当医であるにも関わらず，この人の人となりについて何も知らないのだ。ひょっとすると何か隠していることもあるかもしれない。

　さて，刺青をしているような人は真っ当な人生を送っていないかもしれないというところまで思い到ると，ではひょっとしてと，ご遺体の腕などをじっくりと見てみてほしい。もしかしたら，肘に新旧の注射針痕などが見つかるかもしれない。たとえ，見つからなくても一刻も早く異状死届けはすべきだ。警察にはこのように伝えれば効果的である。「部屋に注射器や白い粉などはなかったでしょうか？」

　異状死届出ののち，警察が部屋を調べると，果たして予想通り，怪しい注射器や白い粉などが発見されるに至り，司法解剖となった。解剖の結果，死因が脳幹出血ということは変わらなかったが，血中から致死濃度のメタンフェタミンが検出された。覚せい剤である。死因は，覚せい剤中毒による脳幹出血となり，死因の種類は「7 中毒」であり，外因死ということになった。このような死者を内因死として異状死届出もせずに葬ってしまっていれば，警察が事件を察知する機会を奪ってしまい，知らず知らずのうちに，覚せい剤の蔓延や覚せい剤死亡事故の増加に寄与しているところだった。

A11 死体検案書における死因の種類を決定するのに，もしどんな追加検査でも一つだけ追加できると言われれば，最も追加すべき検査はどれか？

1. ヘマトキシリン・エオジン染色やコンゴーレッド染色などの脳組織検査。 △ 1 点

　確かに脳内出血の病理学的背景を知るのに重要な検査である。特に高齢者では高血圧性以外に脳内出血の鑑別としてアミロイドアンギオパチーが知られ，これをルールアウトするには脳の組織でコンゴーレッド染色などを行う必要があるだろう。しかし，本事例はアミロイドアンギオパチーの頻度の低い若年者であるため，それほど疑わしくはない。また，最終的に高血圧性なのかアミロイドアンギオパチーなのかあるいはその他の疾病にもとづく出血なのか，いずれかに決定することは，病理学的，公衆衛生学的に重要なことであるものの，死因の種類としてはいずれも「病死および自然死」であり，死因の種類を決定するためにはそれほど重要ではない検査と言える。

2. メタンフェタミンやコカインなどの薬毒物検査。 ◯ 3 点

　覚せい剤や，コカインなどは合併症として脳内出血を引き起こすことが知られている。覚せい剤は交感神経系が刺激され，血圧が上昇しやすく，高血圧性の疾病を合併しやすい。脳内出血のほか，くも膜下出血や，大動脈解離を起こした事例を経験している。いずれも死後 CT のみでは内因死として片付けられやすい疾患で注意が必要である。

> Jacobs IG, Roszler MH, Kelly JK, et al. Cocaine abuse: neurovascular complications. Radiology 1989; 170(1): 223-227. PMID: 2909100
> Ho EL. Josephson SA, Lee HS, et al.(2009). Cerebrovascular Complications of Methamphetamine Abuse. Neurocritical Care 2009; 10(3): 295-305. PMID: 19132558

　トライエージなどの救急外来にあるような薬物スクリーニングキットでもメタンフェンタミンの代謝物であるアンフェタミンやコカインは検出できる。しかし，偽陰性はある。最近は影を潜めたが，危険ドラッグの一種である合成カチノンは，覚せい剤と類似する作用があるが，トライエージなどでは検出できない。異状死届出を必ず行い，医学的に薬毒物検査を行わない限り死因の種類が決定できない旨説明し，警察に身辺の調査をしてもらうことが重要である。

3. C 反応性タンパク（C-reactive protein：CRP）やプロカルシトニンなどの血液生化学検査。 △ 1 点

　確かにこれらの検査は感染症や炎症反応，敗血症のスクリーニングのために有用である。敗血症などでは播種性血管内凝固（DIC：disseminated intravascular coagulation）を引き起こして多発脳内出血を来すことがあるほか，感染性脳動脈瘤破裂が，脳内出血を表現型として発現することもある。しかし，

これらは死亡前日まで体調が良好であった方にはなかなか生じにくいことと思われる。そして，やはりこれらはいずれも死因の種類が「病死および自然死」の範疇であることに変わりない。なお，本屍の直腸温が高いことは，感染症を疑うきっかけになる所見であるが，本屍の場合は，頭蓋内圧亢進かあるいは覚せい剤中毒によるものと推定される。

4. 追加検査は必要がない。　　　　　　　　　　　　　　　　　　　× 0 点

実際の現場では死後 CT で脳内出血が見つかれば，追加検査なく，「病死および自然死」で検案書が書かれていると思われる。多くの事例では実際にそういった対応で問題ないことが多いと思われるが，本事例のように見逃すと社会的に問題が大きい事例が存在することを忘れないでほしい。死後 CT では，脳内出血，心タンポナーデ，大動脈瘤破裂などが明瞭に認められ，死因を示唆するが，あくまでもこれらは直接死因であることを忘れてはいけない。死因の種類を形成するのは原死因である。直接死因は死後 CT で見えているのに，原死因は隠れているという本事例のようなパターンの場合，かえって死後 CT そのものが死因究明の仇となることがあるということを肝に銘じて読影に臨んでいただきたい。

なお，読影力を試すコンセプトから，あえて刺青というキーワードを提案したが，別に覚せい剤で脳内出血を起こす人の全員に刺青があるわけではない。一番のポイントは診断する上で，脳内に出血があるということ以外に特に死者について何も知らない状態（＝異状死届出もせず警察が調査していない状態）で，死後 CT のみでは「内因性」脳内出血と診断することは非常に難しいということである。それから，覚せい剤は飲むタイプもあるので，必ずしも注射針痕があるわけでもないことも付け加えておく。

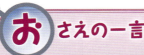

「死後 CT で見える死因は直接死因であり，原死因ではない」

（槇野陽介）

日本の「いい」加減な薬物分析

　「死因判断のための薬物分析」と聞くと，解剖をするしないを決定している警察，またご遺体を解剖している法医学教室・解剖施設において，定められた分析対象成分・分析法で薬物検査が行われて，どの施設でも同じ試料を分析すれば同じ結果が得られている，と思うに違いない。日本は先進国である。人の死因判断のための検査は，国が定めており，きちっとやっているに違いない…と。

　スポーツ選手や競走馬に対するドーピング検査は，厳しい審査を受けた特定の検査機関でしか検査が行えない。食品・環境中の有害物質においても，国が定めた分析法があり，国へ登録した分析機関が主に分析する仕組みになっている。このように法律や規則で決められた基準を判断するための検査には，信頼性のある分析結果を得るため，分析法を定め，特定の基準（信頼性の高い結果を出せると認定できる基準）を満たした分析機関でないと検査できない仕組みがとられ，分析結果の信頼性を担保させている。

　それに対して死因判断のための薬物検査は本当に自由である。解剖する・しないを判断する警察では，簡易キットのみで薬物関与の判断をし，また解剖になったご遺体に対しては，執刀医にすべてが一任され，薬物分析法は統一されたものはない。薬物分析を全くしない解剖施設まで存在する。それでも許されているのが日本である。近年は様々な薬がインターネットなどで簡単に手に入る時代である。薬を使った犯罪・事故は容易に起こり，巻き込まれてしまう可能性が増える中，このままでよいのであろうか。

（安部寛子）

12. 黄昏時の事故

　本日，午後4時頃，見晴らしのいい道路でその事故は起こった．複数の目撃証言によると，自転車で左側道を走行していた70歳代女性は何の前触れもなく，ふっと道路側に転倒したのだという．倒れる前少しフラフラしていたという人もいる．女性は転倒の直後，あわれ後方から走ってきた乗用車に頭部をれき過されてしまった．救急隊到着時既に心肺停止状態．搬送病院において心拍再開はなく，死亡が確認された．頭部にはれき過によると考えられる表皮剥脱や挫裂創が多発しており，現場には頭部の周りに多量の出血が認められたという．一方，胸腹部や四肢には外傷は見られない．悲嘆にくれる家族からようやく聞き出した情報からは，目立った既往歴はなく，また直近の体調不良の訴えはなかったということである．死後CTを撮影したところ，図1～図4のような所見が得られた．

Q12　もっとも正しい解釈はどれか？

1．転倒の原因として空気塞栓の可能性が高い．
2．転倒の原因として大動脈解離などによる心タンポナーデの可能性が高い．
3．胸部もれき過された可能性が高い．
4．心臓マッサージによる心損傷の可能性が高い．

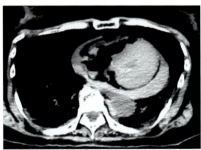

図1　胸部CTキー画像　軸位断

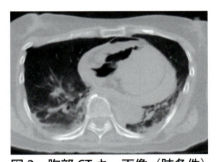

図2　胸部CTキー画像（肺条件）

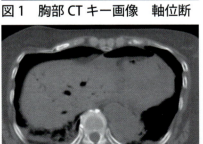

図3　胸部CTキー画像　軸位断（骨条件）

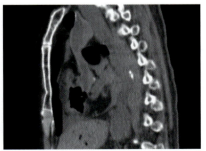

図4　胸部CTキー画像　矢状断

解説

　本事例の死後胸部CTでは，心臓の周囲の心嚢内に液体が貯留している。この液体は高吸収であり，出血の可能性が疑われる。この所見を見て，なるほどと膝を打たれた方もいらっしゃるのではないか？　ひょっとしてこの女性は自転車乗車中に大動脈解離などから心タンポナーデを引き起こし，それが転倒の原因かもしれない！　真実を常に追い求める法医学者として，その精神の方向性は全くもって間違っていないとあらかじめ申し上げたい。是非スカウトさせていただきたいところですらある。だがしかし，この事例では残念ながら答えはノーである。

　心嚢内の所見をより掘り下げてみてほしい。図5に示すように，下側の高吸収域と，上側の低吸収域のあいだには水平面が認められる。この所見は，いわゆる心タンポナーデにおいて血腫が心臓を取り囲んでいる所見（図6）とは異質である。心嚢内に血腫が形成されておらず，血が凝固せずに，血球成分が重力に従って下に落ち，上下に境界面を作っているためこのような所見が生じるものと考えられる（ヘマトクリット効果）。ところで，死後の血液は凝固系の働きが抑えられて，血が固まらないことがある。「血が固まっていない」ことは，心嚢内の出血が死後ないし死の直前などに形成された可能性を示唆している。

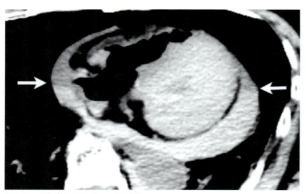

図5　胸部CTキー画像
心嚢内液体の性状は，矢印の部分で上下に低吸収，高吸収と水平なレベルでわかれるように見える。

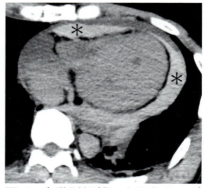

図6　大動脈解離による心タンポナーデの典型例
心嚢内の血腫（＊）は，この画像のように高吸収物が心臓を取り囲むように認められる。

　死後や死の直前の心嚢内出血にはどういうものがあるだろうか。本屍の場合は，実は頭部と同時に胸部がれき過されていたとすれば，死亡直前の心臓損傷によってそういった事象が起こりうるだろう。しかし，目撃情報や外表所見からは，胸部のれき過を示唆する証拠は認められず，否定的と考えたい。「ちょっと待ってください，肋骨骨折や胸骨骨折がCTで映っています（図7，図8）！　これは胸部れき過の所見では!?」そう思われた読者の方，結構いらっしゃるかもしれない。いい観察力をしてい

らっしゃるが，失礼ながら死後 CT はそれほど見慣れていないのかもしれないとも思われる。

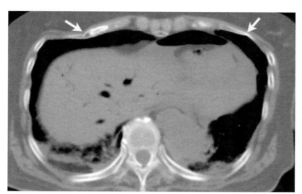

図7　胸部 CT 像
肋骨に骨折が認められる。

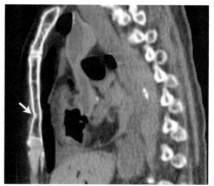

図8　胸部 CT 像　矢状面
胸骨に認められる骨折

　これらの骨折もまたよく掘り下げてみると，肋骨が完全に切れていない不完全骨折であり，骨皮質が不連続にはならずに，ただぐにゃっと曲がった様になっている。これはバックル骨折，逆バックル骨折などと呼ばれることがあるが，心臓マッサージ損傷としてよく見られるパターンの骨折である[1]。もちろんこれらの骨折がれき過で生じた可能性もあるだろうが，れき過ではより背側や側方の完全な肋骨骨折が認められることが多く，血胸を伴うことも多いが，これらの所見は CT 上見られない。したがって，これらの骨折は蘇生行為に伴って生じた可能性が高いと推測される。このことが，心囊内の「固まらない」出血の謎を解く最大のヒントである。

　　1）　Yang KM., Lynch M, O'Donnell C. "Buckle" rib fracture: an artifact following cardio-pulmonary resuscitation detected on postmortem CT. Legal Medicine 2011; 13(5): 233-239.

　実は，あまり知られていないことであるが，心臓マッサージによって心臓が挫滅し，破裂することがある[2]。部位としては心臓前面にある右室などが多い。本事例では，これまで述べてきたように胸部に加わった外力の主体は心臓マッサージである可能性が高く，心囊内出血は，死亡直前や死後のものの可能性が高い。となると，やはりこの心囊内出血の原因は，心臓マッサージによる心損傷によるものと考えるのが最もリーズナブルな考えである。

　　2）　Miller AC, Rosati SF, Suffredini AF, Schrump DS. A systematic review and pooled analysis of CPR-associated cardiovascular and thoracic injuries. Resuscitation 2014; 85: 724-731.

　本事例はこのあと司法解剖となった。その結果，多数の肋骨骨折や胸骨骨折が認められるものの，ほとんど出血を伴わないもので，生活反応は乏しいと判定された。心囊内には出血があるものの，CT で予想されたとおり，凝血塊は一切認められなかった。右心室前面には挫傷が見られ，出血源と考えられたが，ここにも生活反応は乏しかった。胸部は背面まで丁寧に見てみたが，これ以外に大きな外力が加わった所見はなく，

結論として心臓マッサージによる心破裂と結論付けられた。

ところで，本屍の転倒の原因はなんだったのだろうか。残念ながら解剖所見からは，心筋梗塞や脳内出血など，明らかな内因性要因は見いだせなかった。なんらかの理由でバランスを崩して倒れたのかもしれないし，ひょっとしたら不整脈などが起こったのかもしれないが，それ以上はもはや法医学者が結論づけられない世界である。答えはわからないというつまらないものだが，わからないものをわかると言って，冤罪事件を作り出してきた過去の負の遺産に想いを巡らせていただきたい。わからないことをわからないと言うのが法医学者にとって冤罪などをつくらないための重大な倫理観なのである。

A12　もっとも正しい解釈はどれか？

1．転倒の原因として空気塞栓の可能性が高い。 ……………………… **× 0点**

　　　　これまでの解説で述べてこなかったが，本屍では確かに空気塞栓が疑われる所見として，右心室に空気が多量に溜まっている（図9）。これは死後変化でも認められる所見だが，やや量が多く感じられる。おそらく頭部開放性損傷により静脈洞などが開放された結果，そこから空気が侵入し，比較的陰圧となっている右心系へ流れ込んだ結果と考えられる。頭部外傷の合併症として最終的に死因に関与した可能性はあるが，転倒の原因となったかと言われると，自転車に乗っている人が突如空気塞栓になるということは考えにくく，可能性は極めて低いと言ってよい。

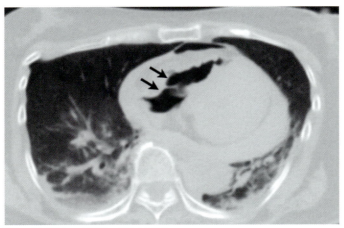

図9 胸部キー画像（肺条件）
右心室，右心房内に多量のガスがあり（→），死後変化の可能性が高いが，生前の空気塞栓の可能性は所見からは否定できない。これは頭部開放性損傷の事例ではよく見られる所見である。心嚢内にもガスがあるが，心臓マッサージによる右心室の損傷部位から漏れ出たものと思われる。

2. 転倒の原因として大動脈解離などによる心タンポナーデの可能性が高い。 ×0点

既に述べてきたように，本屍の心囊内出血の所見は典型的な心タンポナーデの所見と異なる性状を呈している。なお，この所見の名称に関しては，我々が発表した論文の中で筆頭著者の山口るつ子氏により，典型的な心タンポナーデ所見を Hyperdense Ring Appearance，レベル形成が見られるものは Fluid-fluid level と命名されている。

> Yamaguchi R, Makino Y, Chiba F, et al. Fluid-Fluid Level and Pericardial Hyperdense Ring Appearance Findings on Unenhanced Postmortem CT Can Differentiate Between Postmortem and Antemortem Pericardial Hemorrhage. Am J Roentgenol 2015; 205(6): W568-577.

3. 胸部もれき過された可能性が高い。 ×0点

上述の通り，CT で認められる胸部外傷はすべて心臓マッサージでも説明可能な損傷である。現場の状況，目撃情報なども含め，胸部れき過の可能性は低いと判断できる。

4. 心臓マッサージによる心損傷の可能性が高い。 ○3点

既に述べてきた通り，これが正解の回答である。心臓マッサージが原因の可能性があるその他の所見としては，気胸や血胸，肝挫傷による腹腔内出血などがあり，いずれも死後 CT で死因を見誤る可能性がある所見で，注意が必要である。

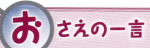

おさえの一言
「死後 CT では蘇生行為による偽病変に要注意」

（槇野陽介）

法人類学分野における画像の有用性

近年，法医学の実務において死因を調査する際に死後画像診断は有用であるとされ，一部の施設では解剖前に CT 検査を行うことがルーチンとなっている。すると，個人識別検査あるいは研究用データの収集のために改めて CT 撮影をする必要がなく，その分の時間やコストを抑えることができる。そしてデータが得られれば，骨の CT 画像はすぐに作成することができる。これまでは骨を用いて個人識別検査を行う，あるいは研究用データを集める際，骨周囲に付着している組織を丁寧に取り除いた後，長さを計測したり角度を測ったりするのが標準とされてきた。その作業には時間及び労力が必要であったが，骨の CT 画像を用いる場合では省くことができる。

気になる点といえば，骨そのものと画像上の骨の大きさに差異があるかないかであるが，有意差はないことがすでに報告されている。

Sakuma, Ishii M, Yamamoto S, et al. Application of postmortem 3D-CT facial reconstruction for personal identification. 2010; 55: 1624-1629. PMID: 20707833

その上，CT のデータは半永久的に省スペースで保管することができ，解剖終了後でも繰り返し計測が可能であることも利点の一つだ。また，CT 画像上の骨の計測について，検査者内信頼性（1 人の検者が計測を繰り返したときの信頼性）及び検査者間信頼性（複数の検者によって計測されたデータの信頼性）に関しても検討済みであり，正確に計測できることが示されている。

Torimitsu, Makino Y, Saitoh H, et al. Stature estimation from skull measurements using multidetector computed tomographic images: A Japanese forensic sample. Leg Med（Tokyo）2016; 18: 75-80. PMID: 26832382

このように法人類学分野において画像は利点が多く，画像を用いた検査が今後主流になっていく可能性がある。しかし現在のところ，画像検査装置が備わっている施設は限られており，画像を用いた法人類学分野の研究報告はまだ少ない。したがって，個人識別用データベースを作成していくために，様々な人種で多様な骨の画像を用いた研究が求められる。

（鳥光　優）

13. 孤独な老人の死

　一人暮らしの80歳代男性。婚歴はなく，身寄りの親戚もなく，タクシー運転手として働いていたが，退職後年金で暮らしていた。新聞が1週間ほど溜まっているということで，配達員から110番通報があった。警察が施錠された鍵をこじ開け，室内を調べてみるとベッド上仰向け，死亡状態で発見された。救急隊を呼んだものの死後変化が少し進んでいることから死亡状態と判断され，不搬送となった。病院に通院歴はなく，病歴は一切不明。額の部分に皮下出血の様なあとがある。警察の捜査上は，明らかな犯罪性がなく，ただ頭部の変色のみが気になっていたため，死後CTを撮影したところ，以下のような頸椎矢状断像を得た（図1）。頭蓋骨骨折や，頭蓋内の硬膜下血腫など，出血性病変は認めない。胸部，腹部，四肢にも明らかな外傷所見は認めなかった。

Q13　もっとも正しいCTの解釈はどれか？

1．頸椎に損傷はない。
2．上位頸椎に損傷がある。
3．下位頸椎に損傷がある。
4．このCTでは頸椎に損傷があるともないとも言えない。

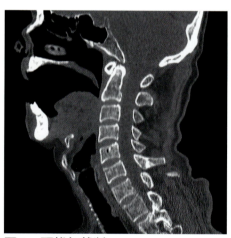

図1　頸椎矢状断

解説

本事例では解剖結果からまずお話ししたいが，図 2 の解剖写真が示すごとく，頸椎前面には出血があり，第 3-4 頸椎椎間板損傷と第 5-6 頸椎椎間板損傷を伴う第 6 頸椎椎体前面の骨折が認められた。頸椎損傷の事例である。頸椎損傷は死後 CT における最大の見逃しポイントである。

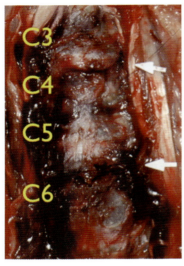

図 2 本事例の頸椎前面解剖時写真
第 3-4 頸椎椎間と第 6 頸椎椎体前面に出血が強く第 6 頸椎椎体は骨折している。

SCIWORA という概念をご存知だろうか。Spinal cord injuries without radiographic abnormality の頭文字をとったもので，意味は，画像診断上は所見のない頸髄損傷ということである。かつては小児の頸髄損傷の中で，単純 X 線で異常が見つけられないものがあり，そこから名付けられた。近年は CT であっても同様に画像所見として認めないものがあると言われ，さらに MRI にまでこの概念は拡大してきている[1-3]。

1) Pang D, Wilberger JE Jr. Spinal cord injury with- out radiographic abnormalities in children. J Neu- rosurg 1982; 57: 114–129. PMID: 7086488
2) Kasimatis GB, Panagiotopoulos E, Megas P, et al. The adult spinal cord injury without radiographic abnormalities syndrome: magnetic resonance im- aging and clinical findings in adults with spinal cord injuries having normal radiographs and computed tomography studies. J Trauma 2008; 65: 86–93. PMID: 18580514
3) Yucesoy K, Yuksel KZ. SCIWORA in MRI era. Clin Neurol Neurosurg 2008; 110: 429–433. PMID: 18353536

死後 CT ではどうかというと，実は法医学教室で CT を撮影しているとすぐにわかるのだが，CT を撮影しても分からない椎間板損傷や頸髄損傷には想像よりも高い頻度で遭遇する。損傷が死因と関わらない程度の軽いものも多いのだが，中にはこれしか死因が考えられないような事例でも死後 CT では判らないこともある。我々はこれを死後 CT における SCIWORA として報告した[4]。

4) Makino, Y., Yokota, H., Hayakawa, M., et al. Spinal Cord Injuries With Normal Postmortem CT Findings. A Pitfall of Virtual Autopsy for Detecting Traumatic Death. Am J Roentgenol 2014; 203(2), 240-244. PMID: 25055254

　日本人に多い前縦靭帯や後縦靭帯の骨化など，頸椎変性により，骨折が見えにくくなったり，軽微な外傷でも頸髄損傷を起こしやすいことが関連している可能性が示唆されている[5]。死後CTでは，外傷性死亡が完全にスクリーニングアウトできるわけではなく，特に頸部に力が加わったことが否定できないような場合，死後CTのみで「致死的な外傷がない」と論じるのは危険である。

5) Oshima T, Hayashida M, Ohtani M, et al. Spinal hyperostosis as an important sign indicating spine injuries on postmortem computed tomography. Leg Med(Tokyo)2014; 16(4), 197-200. PMID: 24745992

　さて，本事例であるが，一見するとアライメントもよく，頸椎前面の軟部組織の腫脹所見もみられないため，SCIWORA事例に酷似している。しかし解剖写真も見直してよく観察してほしい。図3の→で示す部位，第6頸椎椎体上側前方に骨折線様の線状陰影が走っているのが見えてこないだろうか。拡大すると図4のごとくである。いやこの一枚ではちょっと……という方もいらっしゃるかと思う。一枚のイメージでは，陳旧性の変化などがたまたまそう見えるだけかもしれない。間違いを防ぐには，実際には矢状断だけでなく，軸位断，冠状断など他の画像もあわせて様々な方向から丹念に検討すべきであろう。また，死後CTでは被ばくを考慮しなくていいので，何度かスキャンそのものをやり直せるし，ネックカラーをして頸部を固定させる必要もないので，頸部を伸展させた状態でも撮影が可能である。本事例でも頸を伸ばして撮影してみると，図5，図6のように椎体部の骨折がより明瞭に表示された。頸椎損傷は死後硬直や，検視時や搬送時に頸部を動かすことなどにより，位置がずれることがある。頸部に外力が加わった可能性が否定できない遺体では，頸椎伸展撮影を追加することも推奨される。我々は，背面に枕を入れることで，頸をだらっと重力により伸展させて，適宜CT再撮影を行っている。

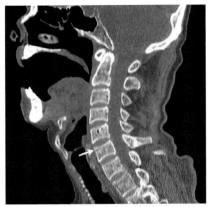

図3 第6頸椎椎体に前後に走る骨折線様の線状陰影（→）

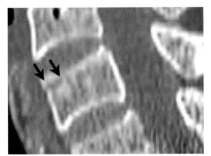

図4 第6頸椎椎体の拡大

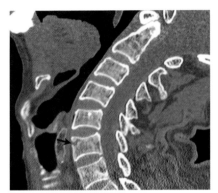

図5 頸椎伸展撮影
第6頸椎椎体前面の骨折が明瞭化している。

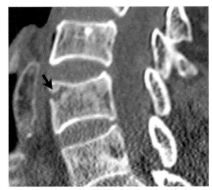

図6 頸椎伸展時の第6頸椎椎体前面の損傷部骨折所見拡大

　なお，下位頸椎損傷で死ぬのかという疑問もあるかもしれない。一般的に呼吸麻痺が起きるのは上位頸椎損傷であり，下位頸椎損傷では四肢麻痺こそ出現する可能性があるが，一般的に致死的とは言えないからだ。しかし，法医学の世界では，死因が下位頸椎損傷しか見当たらないものに結構遭遇する。たとえば，自転車などから転落して溝にはまって見つかるご遺体などでは，下位頸椎損傷から四肢麻痺になった結果，普通の人が溺れない様な浅瀬であっても最終的に抜け出せなくなって低体温や溺水吸引を伴いながら死亡していくと考えられる。また神経原性ショックが起こると低血圧や低体温になることが知られるが，高齢者で予備能が低いと十分に致死的である。こういった人たちは病院に運ばれていれば，通常は死ぬことはないだろう。病院の中と外では軽傷の意味合いは全く異なるのである。本事例でも頸椎損傷自体は軽微であったため，絶対的な死因とは言い難いが，他に死因となる損傷・病変もなく，薬物検査でも異常は認めなかった。頸椎損傷によって生じた神経原性ショックなどが死に関与した可能性は否定できないと推定された。

A13 もっとも正しい CT の解釈はどれか？

1. 頸椎に損傷はない。 ··· **× 0点**

　　これまで述べてきた様に，解剖と比較すると頸椎に損傷があっても CT で見えないことがある。いかに頸椎に CT で有意な所見がなかったとしても，「頸椎に損傷はない」と CT のみで結論づけるのは危険であり，推奨されない。

2. 上位頸椎に損傷がある。 ··· **× 0点**

　　頸椎損傷を見つけるためには，アライメントの異常がないか（A：alignment），骨折はないか（B：bone），椎間板や椎間関節の異常はないか（C：cartilage），頸椎周囲の軟部組織に腫脹や出血などの所見がないか（D：distance of soft tissue）の ABCD を一つ一つ丁寧に確認する必要がある。この CT 画像の上位頸椎には明らかな ABCD の異常は見られない。なお，頸椎で一般的に上位頸椎というのは，第 1-2 頸椎のことである。第 1-2 頸椎と第 3-7 頸椎では解剖学的構造が大きく違うことに加え，臨床的重症度が異なるためである。

3. 下位頸椎に損傷がある。 ··· **○ 3点**

　　上述の通り，第 6 頸椎に骨折を疑う所見がある。

4. この CT では頸椎に損傷があるともないとも言えない。 ············· **△ 1点**

　　第 6 頸椎の骨折があるので，損傷があるという方が正しいと思われるが，これまで述べてきた様な頸椎損傷の指摘の困難性及び，この画像に見られる損傷所見が非常に微細な変化のみであることを鑑みると，頸椎損傷の有無をこの一枚だけで結論づけることは危険であり，この選択肢のような結論も許容されると思われる。

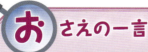

「死後 CT で指摘困難な頸椎損傷に要注意」

（槇野陽介）

14.
家族と暮らす高齢女性の突然死

　あなたが救急医として勤めるＢ病院にＣ型肝炎と糖尿病につき，通院中のＡさん（75歳，女性）が，心肺停止状態で搬送されてきた。付き添いの家族によれば本日，特に変わりなく過ごしていたが，突如顔色が悪くなり，嘔気がして，さらに便意をもよおしたので，支えながらトイレに行ったところ，トイレの中で意識消失したという（転倒などはない）。救急隊到着時は意識があったが，搬送中に心肺停止にいたった。蘇生行為に反応せず，病院到着後30分で死亡確認となった。死後 CT の結果，図1のような画像が得られた。家族に話を聞いたがここ数日のあいだには，女性には明らかな転倒などのエピソードはないという。外表所見では明らかな外傷も指摘できない。

> ### Q14　もっとも正しい CT の解釈はどれか？

1．肝細胞癌破裂が疑われる。
2．脾動脈破裂が疑われる。
3．原因は同定できないが，経過から内因性の腹腔内出血を死因と考える。
4．外傷性腹腔内出血の可能性は経過からも否定できないため，警察に通報する。

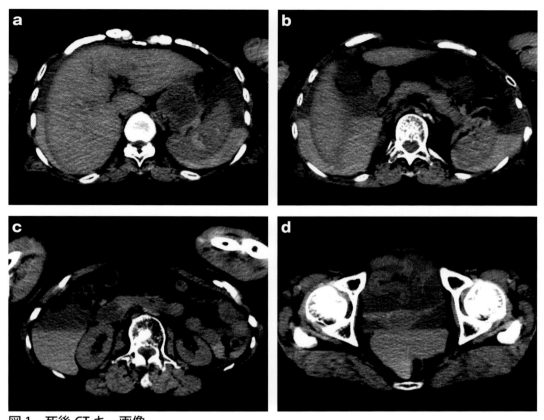

図1 死後 CT キー画像
a：肝臓尾状葉レベル，b：膵体部レベル，c：腎門部レベル，d：ダグラス窩レベル

解説

　死後CTでは肝臓周囲，脾臓周囲，左右傍結腸溝，ダグラス窩に液体貯留があり，重力側に高吸収が認められる。腹腔内出血の所見である。症状から見ると，嘔気，便意などはショック症状として典型的なものであり，画像と症状から腹腔内出血による出血性ショックが死因であることが強く疑われる。問題は腹腔内出血の原因である。Q17で述べた通り，出血原因によっては死因の種類は内因，外因いずれもありうる。

　原因を考える際に重要なのは，どこが出血源かということである。画像診断学においてはsentinel clot signという言葉がある。見張り凝血サインと訳すことができるが，腹腔内出血で出血源がわからない場合，最もCT値の高い凝血を探せば出血源がわかるというものである。本屍の腹腔内出血は広範囲にQ12で述べた様なヘマトクリット効果が生じており，C型肝炎の影響かあまり凝血はなさそうである。しかし，脾門部で胃の周囲には確かに凝血と思われる不整形の形をした高吸収域が認められる（図2白矢印）。どうやら，このあたりが出血源のようだ。その目で見ると，この脾臓のCT所見はおかしい。吸収値が斑で，やはり凝血のような不整な高吸収腫瘤が認められる（図2赤矢印）。脾臓内部に血腫ができていることが疑われる所見であり，すなわち脾損傷を示している。脾損傷による腹腔内出血であることが推定される。

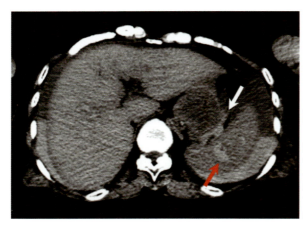

図2　本事例腹部キー画像　肝臓尾状葉レベル
肝臓周囲や脾臓周囲にヘマトクリット効果を伴う液体貯留があり，腹腔内出血の所見である。胃と脾臓のあいだの脂肪組織にはより形状が不整な高吸収があり，凝血の存在が示唆される（白→）。脾臓内部にも不整形の高吸収があり，脾臓内出血が示唆される（赤→）。

　脾損傷はほとんどが外傷性であるが，本屍においては，明らかな外傷のエピソードの情報がない。では，非外傷性なのだろうか。非外傷性の脾損傷は，稀ではあるものの，感染症，腫瘍性，凝固異常に関連するもの，動脈瘤など血管異常に関連するものなどから，これら背景因子の同定できない特発性のものなど多数の報告がある。

　　Renzulli P, Hostettler A, Schoepfer AM, et al: Systematic review of atraumatic splenic rupture. Br J Surg 2009; 96: 1114-1121. PMID: 19787754

　しかし，画像所見からはこれらを否定も肯定もできない。C型肝炎による肝障害が

凝固異常に関連しそうでもある。70歳代と高齢であることもふまえ，遺族が病理解剖を希望されない限りは，はっきりとした原因は不明だが，非外傷性脾破裂として死因の種類を内因死としようという考え方が生じうるかもしれない。

　しかし，本当に家族からの情報がなければ外傷を否定していいものだろうか。繰り返すが脾損傷のほとんどは外傷性なのである。家族が常に女性の行動を監視しているわけではないので，家族が知らないうちに受傷した可能性もあるだろう。遅発性脾破裂という概念をご存知だろうか。古典的な定義では受傷後48時間以降に突発的に脾臓が破裂して腹腔内出血をきたすというものである。

McIndoe AH. Delayed hemorrhage following traumatic rupture of the spleen. Br J Surg. 1932 Aug; 20: 249-268.

最初の受傷後に形成された仮性動脈瘤が破綻したり，被膜下血腫が徐々に増大して被膜が破綻したり，一部止血されていた部分が再出血を来したりするのがその原因と言われている。

Kluger Y, Paul DB, Raves JJ, et al. Delayed rupture of the spleen—myths, facts, and their importance: case reports and literature review. J Trauma. 1994; 36(4): 568-571. PMID: 8158722

受傷からの経過時間については1週間以内が50%，1〜2週間が25%という報告もある。

Parithivel VS, Sajja SB, Basu A, et al. Delayed presentation of splenic injury: still a common syndrome. Int Surg 2002; 87(2): 120-124. PMID: 12222914

残りの25%は2週間以上前ということであり，5年前の外傷に由来するものと判定されたものもあるという。すなわち，ここ数日のあいだ外傷のエピソードがなくても外傷性の脾臓破裂の可能性は否定できないのである。

　さて，外傷をより積極的に示唆する画像的根拠は何かないだろうか？　よく画像を見直していただきたい。図3に示す様に実は肋骨に左右非対称性が認められることに気づいておられただろうか。左側の，丁度脾臓に近接している肋骨が膨隆しており，肋骨骨折が示唆される所見である。骨条件で見ると（図4），皮質が不連続で骨折しているのがよりわかりやすいだろう。これは第2問で述べたバックル骨折や逆バックル骨折と性状は異なっており，骨折部が胸郭の外側に位置することも心臓マッサージとしては非典型的である。心臓マッサージとは別の外力で生じたものであることが予想され，その外力は，脾臓損傷を生じさせたものと同じものである可能性がある。肋骨骨折があろうがなかろうが，外傷性脾臓損傷は否定も肯定もできないが，よりその可能性が高まったと言える。

　本事例では外傷性脾臓損傷が否定できないため，警察に届出を行い，司法解剖が行われることとなった。警察がよくよく調べると実は2週間前にベッドから落ちていたということが判明した。しかし，本人は元気で，生活も変わらなかったので家族の記

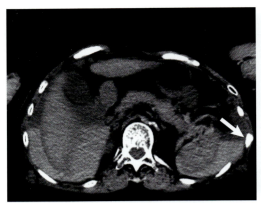
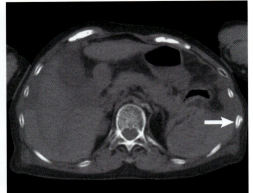

図3　本事例腹部キー画像　膵体部レベル
脾臓に近接する矢印の左肋骨は右側と比べると膨隆している。骨折の可能性が示唆される。

図4　図3と同じレベルの腹部CT骨条件

憶からも消えていた。解剖では，脾臓内に複数の裂傷と血腫が形成されていた。また，被膜がわずかに破綻していた。おそらく，当初の外力では脾臓内にとどまっていた血腫が徐々に増大し，最終的に被膜が破れ，被膜外に多量の出血を来したものと推定された。肋骨には骨折が認められたが，周囲に新しい出血はなく陳旧性のものと思料された。すべての所見を総合し，本屍の死因は，外傷による遅発性脾破裂と決定された。

A14　もっとも正しいCTの解釈はどれか？

1．肝細胞癌破裂が疑われる。　　　　　　　　　　　　×0点

　　本屍はC型肝炎の既往があることから，腹腔内出血を見ればまず第一に鑑別に挙がるのが肝細胞癌破裂であろう。しかし，提示したCTでは，肝臓に明らかな腫瘤性病変は認めない。辺縁は比較的整で，肝硬変もそれほど進行していないと予想される。凝血は左側にあることも，肝臓周囲からの出血とは言い難い所見である。ましてや脾臓内部の所見や肋骨骨折に気づいていれば，おのずとこの選択肢を選ぶことはないだろう。

2．脾動脈破裂が疑われる。　　　　　　　　　　　　×0点

　　脾動脈破裂はこの画像から否定することは難しいだろう。脾臓周囲からの出血が疑われることに加え，非石灰化動脈瘤を死後の非造影CTで指摘することは難しい。脾臓内部に血腫があることも稀ではあるが，脾動脈破裂でありえないことではない。したがってこの選択肢は完全に間違いとも言い難いが，しかしこれを選択してしまえば，内因死の可能性が高いということになり，そのまま解剖されることなく，外傷の可能性を見出す機会は金輪際得られないだろう。本当は誰かに殴られていたら犯罪見逃しであるし，そうでなくても遺族の保険金などに関わるかもしれない。多少厳しいかもしれないが，この選択肢は間違いとした。

3. 原因は同定できないが，経過から内因性の腹腔内出血を死因と考える。
.... **× 0 点**

　　２の解説で述べた通り，この回答を選べば，外傷の可能性は葬りさられる。この選択肢を積極的に選択するのは法医学的にはまだまだと言わざるをえない。経過を盲目的に信用してはならない。

4. 外傷性腹腔内出血の可能性は経過からも否定できないため，警察に通報する。
.... **○ 3 点**

　　上述の通り，この回答が正解である。

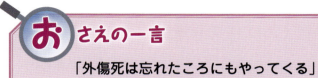

おさえの一言
「外傷死は忘れたころにもやってくる」

（槇野陽介）

15. うつぶせ寝乳児の突然死

　8カ月男児の死亡事例である。母親が朝目覚めて赤ちゃんの様子を見に行くとうつぶせ寝状態で呼吸をしていなかったという。救急隊到着時心肺停止状態であり、心拍再開せず死亡確認にいたった。外表上明らかな損傷は認めない。撮影した死後CTの頭部の所見を供覧する（図1）。その他の部位には明らかな異常所見は確認されなかった。

Q15　もっとも正しいCTの解釈はどれか？

1. Abusive head trauma（AHT）による死亡を疑う必要がある。
2. 硬膜下血腫があるが、少量であり、死因とは考えにくい。
3. 大脳鎌周囲の変化はいわゆる血液就下であり、死後変化である。
4. 頭皮下出血がないことからAHTは考えにくい。

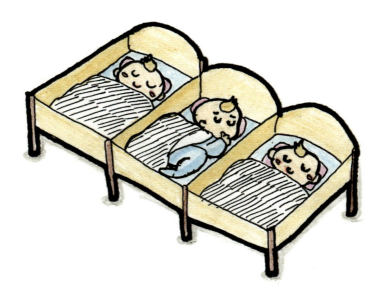

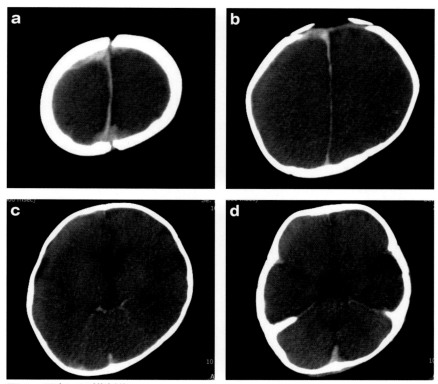

図1 頭部 CT 横断像

解説

　小児死亡事例に対して全例死亡時画像診断を行おうという議論が既に10年近く続けられており，日本医師会が主体となってそのモデル事業が2014年から開始されている。本稿を書いている2017年9月時点ではまだ成果の情報が得られていないが，筆者らは大変興味深く結果を注視している。この議論が発生した背景には，まず小児脳死判定基準の拡大がある。脳死判定が可能でもその原因が児童虐待である場合，臓器移植の適応にはならない。身体的虐待があるかどうかについては，CTが有用であるとされている。脳死判定前なので死後CTではないが，死につながる原因を調べるというその意義は死因究明のための死後CTとほぼ類似していると考えられる。加えて近年，児童虐待及びその疑いのある事例が増えているとされる現状があり，遺族が承諾しやすいCTでスクリーニングできないかという発想にいたったと考えられる。ただこの事業には色々と懸念事項もある。

　例えば乳児突然死症候群（sudden infantile death syndrome：SIDS）は，解剖を行って何も異常がなく，さらには捜査期間が十分に状況調査を尽くし，事件や事故の要素がない点を確認した上ではじめて診断が可能である。

　　リースRM，クリスチャンSW編（監訳　日本子ども虐待医学研究会，訳　溝口史剛）.
　　子ども虐待医学　診断と連携対応のために. 明石書店　2013.

　しかし，我が国では小児に対して強く事件性が疑わなければ解剖をしないという警察等司法機関の見解により，地域によっては承諾解剖に頼らざるを得ないため，一部のSIDSの診断が解剖をせずにつけられている。しかし，これではSIDSに対して誤った統計が生まれ，十分な原因究明，予防対策が進められないということが，国内外の専門家から問題視されている。CT利用を拡大すればますます解剖率が低くなるおそれがある。

　また，虐待と一言で言っても，CTで見出すことができるような身体的虐待ばかりではないという問題もある。たとえば，鼻口部閉塞により窒息死させられた場合，CTでは何の所見も残らない。あるいは，親の睡眠薬を飲まされて死んでしまった様なケースも立派な虐待であるが，薬物はCTで何の痕跡も残さないので，このスクリーニングシステムでは見落とされてしまう。こういった広義の虐待に対するCTの限界について，十分に議論が尽くされているとはいえない。

　せめて本物の外傷による虐待死亡事案は，絶対にCTで見逃してはならないし，見逃すわけがないと思われるかもしれない。しかし，本物の外傷による虐待死亡事案であっても，その証拠を死後CTから見出すのは，存外に経験値を要するもので，こういったトレーニングが果たして全国レベルで達成できるのかどうか，これもまた懸念事項である。前置きが長くなったが，本事例は，まさにこの外傷による虐待死をCTで指

摘できるか否かという点を腕試しさせていただいたものである。

さて，本事例はどうも親の言動に定まりがないことから，届出を受けた警察が調べると，なんと以前，虐待が否定できない骨折を認めたことがあり，児童相談所に一時保護になっていた事実が発覚するという展開が待っていた。さらに，驚くべきことに本児の父親には覚せい剤などの前科があった。これでは事件性を否定しきれないと判断し，司法解剖に何とか辿り着いたものである（逆に言えば，このように非常に黒に近くならないと，地域によっては司法解剖に辿り付かず，承諾解剖に頼らざるをえない。このため承諾を受けやすいと思われる CT が期待されている実情がある）。

解剖所見では図 2 のごとく，右側大脳鎌急性硬膜下血腫が認められ，これが死因と関連したと考えられた。肺では吐物吸引の所見が認められた。また脳浮腫が認められた。最終的な死因は，頭部外傷による意識障害下の吐物吸引による窒息と推定された。網膜には点状出血が認められ，頭皮下には出血が認められなかった。外力としては揺さぶりの様な頭部が振動するような外力が疑われた。

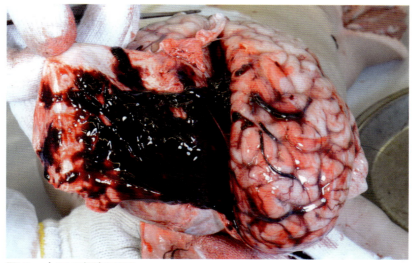

図 2　本屍の解剖所見
頭頂部から脳をみている。右硬膜をはがし，左側に翻転している。右硬膜下に血腫を認める。脳は軟化・腫脹している。

死後 CT を振り返ってみると大脳鎌周囲右側を中心に不整な高吸収があり，これが血腫と対応していたのだがお気づきであっただろうか（図 3）。小児救急医療に精通している方であれば当たり前のように指摘しなければいけない所見なので簡単な問題だったかもしれない。なまじか死後画像に精通してくると，逆にこの所見は死後変化じゃないかと思われたかもしれない。実際，硬膜下血腫のない同様の年齢の突然死事例の死後 CT を図 4 に示すが，静脈洞や周囲の静脈は，白く観察されており，本事例の微小な硬膜下血腫との鑑別が難しくなっているのがわかっていただけるかと思う。これは「死後の血液就下」などと言われるが，心臓が急に止まってうっ血（拡張）し

た静脈内部でやや血球成分の密度が高くなって白く見えているものと思われる。硬膜下血腫との鑑別点を明瞭に検討した報告に乏しいが、本事例のように、左右非対称であり、静脈の解剖学的位置を逸脱して数スライスで連続して認められ、CT値も斑に見えるものはより硬膜下血腫を念頭に置くべきである。なお、冠状断などを作成してもらうとより把握しやすい場合があるので（図5）、覚えておいてほしい。

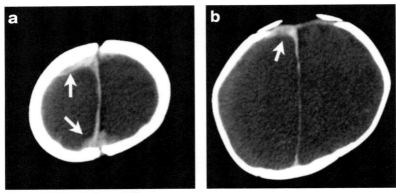

図3　頭部CTキー画像
矢印部分を硬膜下血腫であると指摘しなければならない。左右非対称的でやや正常の静脈とは言い難い程度に広がっている。CT値は斑で、血腫として矛盾しない程度の部分も見られる。脳は浮腫状だが、右側でより脳溝が目立たない。

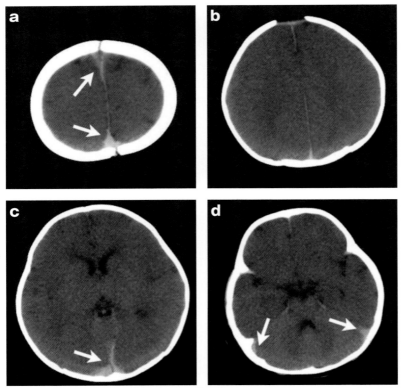

図4　非AHT事例の乳児突然死後頭部CT
矢印の部分で静脈が、白く描出されている。図71と違い、左右対称的で、静脈の解剖学的位置を逸脱することはない。吸収値は比較的均一な印象がある。

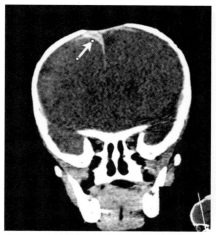 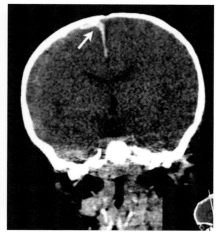

図5　本事例の頭部 CT 冠状断像
左右非対称性で，大脳鎌周囲に広がる急性硬膜下血腫（矢印）がより把握しやすい。

　そのほかの死後 CT 所見としては，脳は特に右側で腫脹し，脳溝が目立たなくなっているのは一つのポイントとも言えるが，特異的な所見というわけではない。網膜出血は死後 CT では判定できないことも知っておくべきであろう。また，本事例では頭皮下出血が認められないが，これは揺さぶりのときなどでは生じないのは直接的な打撲がないため，当たり前であって，これの有無が虐待の有無には関係しない。同様に頭蓋骨骨折もあれば虐待の疑いが濃厚であるが，なければ虐待でないというわけでもない。

　硬膜下血腫の量が少ないので，外傷があるのはわかったが，これで死ぬのかという疑問を持たれた方もいるかもしれない。しかし揺さぶり症候群と同様の機序で死亡していると推定された児童の剖検例では典型的には硬膜下血腫の量は少ない。実際には硬膜下血腫で死亡しているのではなく，硬膜下血腫を引き起こすのと同時に，同様の機序で生じた脳損傷が本事例の様に吐物吸引を惹起していると考えられていたり，また近年は頸髄延髄移行部周囲の損傷や頸髄神経根の損傷が急性呼吸不全に関与することも言われている。これらは微小な損傷でも十分に死に関与し，死後 CT でも，剖検でさえも指摘が難しい。
　　リース RM 前掲書

　なお，虐待画像診断の 2 大チェックポイントは，頭部外傷と骨傷である。骨傷は CT では線量や体位などを工夫して撮影しないとアーチファクトなどと見分けがつかなくなるくらい微妙な所見のこともある。本屍では，右上腕骨にかつて骨折していた情報があったため，CT でよくよく観察してみたが，指摘は非常に難しかった。そのほかには明らかな骨傷は認めなかったが，本当に適切に評価できているのか正直なところ自信がない。Kleinman 著の有名な虐待画像診断の教科書などでは，死後であっても，より解像度の高い単純 X 線撮影をすることが推奨されており，実際，筆者らが見学したアメリカやオーストラリアなどの法医学施設では CT があっても虐待事例

では単純X線を撮影している。CTでの骨傷指摘のエビデンスはこれから構築されていかなければならない段階なのである。

> Kleinman PK, ed. Diagnostic imaging of child abuse. 3rd ed. Cambridge University Press. 2015.

ことほどさように，死後CTで外傷による虐待死を評価するのは難しい。知識，経験値，画質のレベルが全国レベルで高まらなければ，スクリーニングシステムの意味はなくなってしまう。今後議論が成熟していくことを望んでいる。

A15 もっとも正しいCTの解釈はどれか？

1. **Abusive head trauma（AHT）による死亡を疑う必要がある。** … ○ 3点
   上述のごとく，このCTでは硬膜下血腫を疑う所見があり，これが正解。なお，abusive head traumaは，虐待を疑う様な頭部外傷を総称する概念で，近年頻繁に使われる様になっているワードである。

2. **硬膜下血腫があるが，少量であり，死因とは考えにくい。** ………… × 0点
   上述のごとく，むしろ少量であることが典型的である。頭蓋内に起こっている様々な損傷のうち，CTでもっともわかりやすいのが硬膜下血腫と考えていただければよく，定量的ではなく，硬膜下血腫があるかないか，定性的な判断が重要である。

3. **大脳鎌周囲の変化はいわゆる血液就下であり，死後変化である。** …… × 0点
   上述の通り，左右非対称であることや，形状が不整であること，連続して同じ場所に高吸収が見られることなどが，鑑別点と思われる。

4. **頭皮下出血がないことからAHTは考えにくい。** ………………… × 0点
   揺さぶり症候群の機序を考えれば頭皮下出血の有無はあまり関係がないといえる。ただし，あれば外傷を疑う根拠が増えるので，必ず探す様にするのも重要。

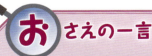
さえの一言
「少量の硬膜下血腫はAHTのメルクマール」

（槇野陽介）

Part 3

薬毒物，個人識別，災害対応など

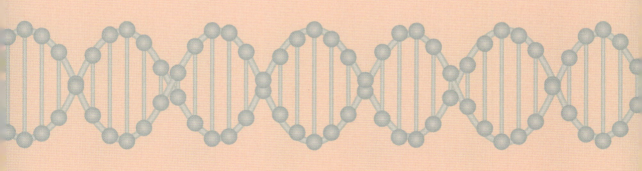

16. 覚醒剤反応

　パーキンソン病の既往があった 80 代女性が家の中で亡くなっているのが発見された。警察の検視が行われ，その際に尿を使い，簡易薬物検査キットを用いて薬物検査を行った結果，覚醒剤の陽性反応が出たため司法解剖となった。司法解剖時の分析機器を用いた薬物検査結果から，覚醒剤成分であるメタンフェタミン，アンフェタミンが検出され，その血中濃度はメタンフェタミンが 0.010μg/mL，アンフェタミンが 0.008μg/mL 程度であった※。それ以外の薬物成分は検出されていない。しかし死者には覚醒剤使用者によくみられる注射針痕や吸引の形跡は認められず，また覚醒剤による犯罪歴はなかった。解剖所見としては特に目立った外傷はなかった。

　※身体に覚醒剤の影響が出る血中濃度は約 0.15μg/mL 以上と言われている。

Q16　この覚醒剤陽性の結果をどのように考えるべきか？

1．死因は覚醒剤中毒によるものである。
2．覚醒剤使用の可能性は低いが，覚醒剤が死因に寄与した可能性が高いと判断する。
3．覚醒剤使用の可能性は低いが，さらなる詳しい薬物検査が必要である。
4．死因に覚醒剤の影響は全くない。

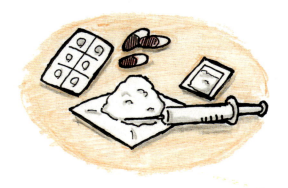

解説

　薬物の乱用は大きな社会問題であり，危険ドラッグ等の流行がさわがれたものの，依然として国内では覚醒剤の乱用が最も多い。幅広い世代で使用され，覚醒剤取締法違反による逮捕者は毎年一万人を上回る。覚醒剤使用による死亡例も後を絶たない。

　覚醒剤に限らず，中枢神経作用薬においては急性中毒患者が多い。そのため中枢神経作用薬の使用の判別を行うために，尿用の薬物簡易検査キット（トライエージDOA，インスタントビューなど）が開発されており，警察や救急分野の現場で利用されている（図1）。この簡易キットは，尿を採取し，その尿を垂らして10分程待てば結果が得られる。「とりあえずの結果でよいのですぐに結果が知りたい！」という現場の人間にとっては，非常に簡単に楽に検査ができるため，便利である。しかし，簡易キットは判定可能な薬物の種類が限られること，判定においては薬物を使用していないのに陽性反応が出てしまう「偽陽性」や，逆に薬物を使用しているにも関わらず陰性反応がでてしまう「偽陰性」が時々出てしまうことから，司法の場では，簡易キットを用いた結果のみで薬物検出の有無の判断は許されない。

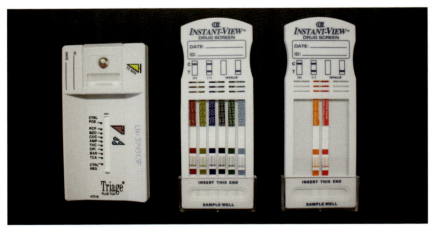

図1　簡易薬物検査キット

　そのため，機器分析を用いた薬物分析が「確認試験」として用いられている。この機器分析による確認試験では，ひと昔前にはガスクロマトグラフィー質量分析法（GC-MS）が主に使用されていたが，分析機器の日々の進化より，現在はLC/MS/MS，LC/QTOF-MSといった液体クロマトグラフィー質量分析法（LC-MS）が主流となりつつある。LC-MSのほうがGC-MSに比べ，試料の前処理が簡便化でき，高感度に検出できるからである（図2）。

　薬物を使用していたか否かを判断するためには，薬物分析は確認試験まで行えばよいが，ご遺体の死因判断のためには，さらに「定量分析」が必要となる。定量分析で

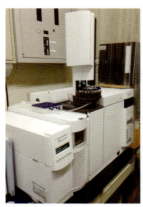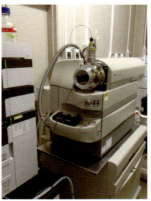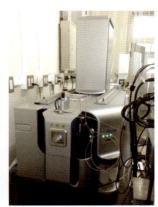

図2　分析装置
左から順番に GC/MS, LC/MS/MS, LC/QTOF-MS

は薬物成分の血液・尿中の濃度を調べる。解剖したご遺体が薬物中毒であったか否かは，特に血中濃度により判断を行い，例えば覚醒剤であれば，身体に覚醒剤の影響が出る血中濃度は約 0.15μg/mL 以上，致死的な濃度は約 30～40μg/mL 以上と言われている。それ以下の血中濃度は，急性中毒を起こす可能性は低い。もちろん，覚醒剤のような依存性の高い薬物は，急性中毒よりも慢性的な中毒による影響も無視できないため，血中濃度が中毒域以下だからといって，薬物の影響が死因に関与することを否定することはできない。

　さて，覚醒剤においては，分析で注意を払わなくてはならない点がある。それは鏡像異性体（光学異性体）の存在である。鏡像異性体とは，構造が実像と鏡像の関係にある異性体のことで，沸点，融点，密度等の物理化学的性質が全く同じ異性体である。しかし，光学的な性質は異なり，それぞれ D 体-L 体や，R 体-S 体と呼ばれている。このように光学的性質が異なるだけであるにも関わらず，生体に与える影響は大きく異なり，サリドマイドの薬害がこの鏡像異性体の影響だと言われていたのは有名な話である（現在は，実際には鏡像異性体の影響であったかどうかは疑問視されている）（図3）。

S-サリドマイド　　　R-サリドマイド

図3　光学異性体

　覚醒剤にもこの鏡像異性体が存在し，その人体への影響は大きく異なる。日本国内では，身体に作用効果の大きい D 体の覚醒剤が流通しており，覚醒剤使用者の血液・

尿中からは D 体の覚醒剤成分（D-メタンフェタミンおよびその代謝物である D-アンフェタミン）が検出される。一方，パーキンソン病の治療薬であるセレギリン（商品名：エフピー）は，代謝により L 体の覚醒剤成分（L-メタンフェタミンおよび L-アンフェタミン）が生じ，セレギリン服用者の血液・尿からはこの L-メタンフェタミンおよび L-アンフェタミンが検出される。しかし，通常の分析ではこの D 体と L 体の区別は難しく，エフピーを服用していた者を覚醒剤使用者と誤認してしまう可能性がある。もちろん，最初に紹介した簡易薬物検査キットも，区別はできない。このため，覚醒剤成分を検出した場合は，状況によっては D 体と L 体を識別するための特殊分析を追加して行わないと，間違った判断を行ってしまうことを認識しておかなくてはならない。

A16　この覚醒剤陽性の結果をどのように考えるべきか？

1. **死因は覚醒剤中毒によるものである。** ……………………………………… **× 0 点**
    ご遺体の血中濃度からみて，覚醒剤の急性中毒であったとは考えにくい。

2. **覚醒剤使用の可能性は低いが，覚醒剤が死因に寄与した可能性が高いと判断する。** ……………………………………………………………………………… **△ 2 点**
    死者は高齢の女性であり，覚醒剤常用者によく認められる注射痕や覚醒剤使用による犯罪歴もないことから，覚醒剤常用者であったとは通常は考えにくいが，とはいえ，覚醒剤使用を完全には否定できない。

3. **覚醒剤使用の可能性は低いが，さらなる詳しい薬物検査が必要である。**
    ……………………………………………………………………………… **○ 3 点**
    死者はパーキンソン病の既往歴があることから，パーキンソン病治療薬のエフピーを服用していた可能性がある。今回検出されたメタンフェタミン，アンフェタミンが鏡像異性体の L 体か D 体のどちらであるか，更なる検査が必要である。

4. **死因に覚醒剤の影響は全くない。** ……………………………………… **× 0 点**
    覚醒剤成分が検出されており，急性中毒でないにしろ，覚醒剤由来のなにかしらの影響は否定できない。

さえの一言

「薬物検査は，機器分析をしていても誤認の可能性あり」

（安部寛子）

17. 歯は語る

警察署からの要請を受け，身元不明死体の検案を行うことになった。

Q17 死体検案の時点で身元不明死体の歯科所見を採るのは誰か？

1．警察官
2．警察嘱託医
3．警察嘱託歯科医
4．生前に治療した歯科医
5．歯科法医学者

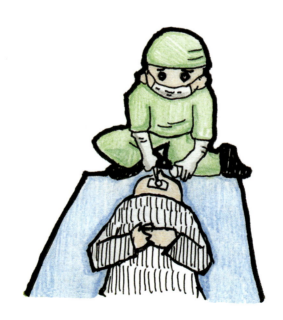

Part 3　薬毒物，個人識別，災害対応など

解説

A17　死体検案の時点で身元不明死体の歯科所見を採るのは誰か？

1. 警察官 ･･ **× 0点**

　　昭和33年時点の国家公安委員会規則の中の死体取扱規則の中には，第6条に死体見分の際「歯牙の形状」を採取し身元調査に支障をきたさぬようにする旨が記載されているが，平成24年の死因究明2法の成立に伴い，平成25年に死体取扱規則は改訂され「歯牙の形状」に関する記載はなくなった。正しい身元確認を行うためには，警察官が歯科所見を採るべきではない。

2. 警察嘱託医 ･･ **× 0点**

　　警察歯科医が不在の場合，警察から依頼される場合があるかもしれないが，歯科治療や口腔内状況から身元確認に関わる情報を集めるのはたやすいことではないので歯科医師に依頼すべきである。

3. 警察嘱託歯科医 ･･ **○ 3点**

　　警察嘱託歯科医とは，主に歯科医師会内に存在する警察歯科組織（警察歯科医会）に所属する歯科医師で，警察の要請を受け，身元不明死体の身元確認作業を行う。日本では1984年に群馬県で初めて設立され，1985年の日航機墜落事故以降，全国に配置された。

4. 生前に治療した歯科医 ･･ **× 0点**

　　所持品内の診察券などから，生前受診していた歯科医院が見つかることがある。白骨などの事例で，頭蓋骨が身体から離断していたりすると，頭蓋骨だけ歯科医院に直接持っていく警察官もいるようだが，臨床の現場に白骨死体を持って行くのは衛生的にも心理的にもよくない。さらに死体の歯科所見を採り慣れていない歯科医師がデンタルチャートを書くと，治療痕の見落としや記載ミスが起こるだろう。

5. 歯科法医学者 ･･ **△ 2点**

　　この問題の解答としては×であるが，これを選んだ先生は，個人識別がいかに重要で，決して間違いのないように専門家が行うべき検査であるかということを理解されていることだろう。日本では，歯科法医学者と呼ばれる法医学教室で研鑽を積んだ歯科医師は数えるほどしかいない。しかし，死因究明先進国といわれる諸外国では，歯科による身元確認は歯科法医学者という資格のあるものでなければ決して行うことができず，警察も医師も一般歯科医師も所見すら採ることを許されない。将来的に日本の身元確認体制は，客観的で精度の高いものへと改善される必要があるだろう。

（咲間彩香）

海外における歯科身元確認

オーストラリアのビクトリア州には，1988年に設立されたビクトリア法医学研究所（VIFM：Victorian Institute of Forensic Medicine）という施設がある。先進的な死因究明制度の下，異状死や医療関連死，身元不明の死などについて解剖や諸検査を行い，死を分析している。

VIFMでは，2004年に身元確認センター（The Center for Human Identification：CHI）を立ち上げた。CHIには，歯科法医学，法人類学，法昆虫学の専門家らが集結しており，身元不明死体の身元確認にあたっている。さらに，大規模災害時の個人識別（disaster victim identification：DVI）のための海外派遣，個人識別に関する教育や訓練なども行っている。

個人識別の3大手段とは，指紋・歯科所見・DNA型であり，これらが一致することにより信頼性の高い身元確認を行うことができる（表1）。VIFMでは，これらの身元確認を行う者の資格を定めている。

歯科所見による身元確認については，歯科医師免許取得後，メルボルン大学で"Graduate Diploma in Forensic Odontology"と呼ばれるコースを18カ月間受講し，さらにその後，法医学，法病理学，オーストラリアの法律や制度，法廷で用いられる歯科所見等について学び，指導監督される環境下において歯科法医学者として研修をしなければ，遺体の歯科所見を採ることができない。

歯科法医学者の資格を得た歯科医師たちは，身元不明死体の歯科所見採取や，該当者の生前記録との照合（異同識別）を行うことができるが，彼らは決して一人では所見を採らない。それは，所見の見落としや，所見の採り間違い，記入ミス等のヒューマンエラーを防止するために，歯科法医学者2名で必ずダブルチェックを行うことがスタンダードであるからだ。

歯科法医学者が作成した身元確認報告書は，すべての身元不明死体の事例について，法廷で報告することが義務付けられている。法廷では，コロナーと呼ばれる，死を専属的に扱う行政法律官によって，身元の判定について審理される。

平時から複数の専門家による検査が行われ，第三者による審査が行われる体制であるため，当然大規模災害時にも精度の高い身元確認作業が行われる。

死因究明先進国におけるDVI作業は，国際刑事警察機構（INTERPOL：

International Criminal Police Organization）の DVI ガイドラインに準じて行われる。VIFM の歯科法医学者は，生前資料チーム（ante-mortem team），死後所見チーム（post-mortem team），照合チーム（comparison team）に分かれ，それぞれ 2 名ずつでダブルチェックをしながら作業を行う。歯科法医学者の身元確認報告に対し，VIFM ではコロナーが，海外派遣先であれば現地の DVI チームのリーダーや総括責任者が，これを確認し，身元に関して最終的な決断を下すことになる。

　VIFM をはじめとする死因究明先進国では，身元の判定は客観的で信頼性の高い手段を用いて，確認に確認を重ねたうえで決定される。

　しかし，日本では遺体の歯科所見採取について明確な資格制度はなく，警察官が歯科所見を採ったり，一般開業医が身元を確定させたりすることも多い。何よりも，諸外国では「身元確認を行う手段としては信頼性が低い」とされる顔貌や所持品による身元確認が，日本では 8 〜 9 割を占めているというのが現実である。

　日本は 2011 年の東日本大震災で，海外の DVI チームの派遣を断っていることをご存じだろうか。DVI チームを派遣するほどの国と日本とでは，身元確認体制があまりにも違うために作業に協力してもらうことすらできない。

　災害大国といわれる日本で次の大規模災害が発生する前に，海外での身元確認のスタンダードを知り，客観的手段による正確な身元確認について考えるべきではないだろうか。

表 1　身元不明死体の身元確認における有効性と費用

	顔　貌	身体的特徴	医学的所見/放射線画像（CT など）	指　紋	歯科所見	DNA 型
信　頼　性	低い	低い	十分ある	高い	高い	高い
特　定　性	低い〜中程度	低い〜中程度	十分ある	低い〜高い	低い〜高い	低い〜高い
費　　　用	低い	低い	低い	中程度	低い〜中程度	極めて高い
時　　　間	即時	即時	数日〜数週間	数時間〜数日	数時間〜数日	数日〜数週間
適応しやすさ	単純	単純	単純	中程度	中程度〜複雑	複雑
遺体が損傷している場合の使いやすさ	不可能	低い	低い〜中程度	全く使えない〜中程度	中程度〜高い	中程度〜高い
特　定　手　順	なし	なし	死後放射線画像（CT など）	死後指紋	死後放射線画像	親族から組織サンプル

VIFM 資料より抜粋

（咲間彩香）

18. 咬傷

外科外来に，腕に怪我をした 23 歳女性が現れた。写真がその外傷の様子である（図1）。どうやら咬まれた傷のようだ。事情を聴くと，口論の末別の女性とつかみ合いになったらしい。傷害事件として訴える，あるいは損害賠償を求めたいとの意向もあったので，直ちに処置をせず，知り合いの歯科医を紹介した。歯科医はこれをバイトマークと認め，いざ訴訟になった場合は決定的な証拠になるだろうと言った。

Q18 部位から得られる被疑者情報はどれか？

1．性別
2．年齢
3．歯冠長*
4．歯の排列状態

＊歯冠長：歯の切縁から歯頸線までの距離

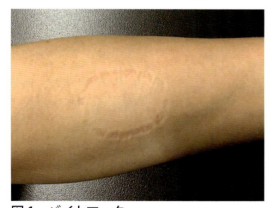

図1　バイトマーク

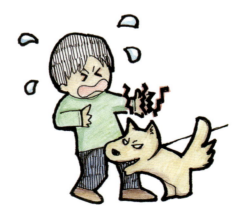

Part 3 薬毒物，個人識別，災害対応など

解説

　バイトマークは日本では話題になることは少ないが，欧米ではかなり研究も進んでいる。もし事件性があると考えられる場合は，できるだけ専門の歯科医に診てもらうことを勧める。

　本稿では歯科の立場から数点指摘したい。

　バイトマークを撮影する際には，他の損傷における写真と同様，必ず目盛りを添えて接写で撮影する。歯痕は，平坦な部位に残されることが少ないため，弯曲する部位に形成されたバイトマークを正面から撮影するだけでは，歯列弓後方のバイトマークが写らないことがある。バイトマークを撮影する際は，個々の歯による歯痕の状態がわかるよう，各方向から種々の条件で撮影することが重要である。また，歯列弓の方向から被疑者との位置関係を推定することができるため，身体全体に対するバイトマークの位置が把握できるような写真も撮影する。

　皮膚に残されたバイトマークは時間の経過とともに消退する。咬合力にもよるが，咬んだ直後には，皮膚に圧痕が明瞭に残されている場合がある。しかし，バイトマーク形成後長時間経過したものや，咬合力が弱いものは，バイトマークかどうかの判定が困難になる。バイトマークを確認後，可及的に早く印象採得をすることで，写真からは得られない三次元的な情報を得ることができる。

　印象採得の際使用する印象材は，流動性が良い精密印象材を使用し，バイトマークを変形させないよう行わなければならない。

　咬んだ直後であれば，咬傷部位に唾液が付着していることがあり，唾液から被疑者のDNA型を検出できる可能性がある。成功率は高くはないが，被疑者の同定あるいは除外のために重要な検査となりうる場合がある。ふき取り検査は，写真撮影後，印象採得前にコンタミネーション（試料の汚染）しないよう注意して行う。

　場合によっては，自分で咬んで他者のせいにする人もいるかもしれない。この事例で認められたバイトマークは腕にあるため，本人が形成することも可能である。したがって，念のため被害者本人の歯科所見採取も行ったほうがよい。

A18　部位から得られる被疑者情報はどれか？

1. 性別 ･･ ×０点

　　　歯の大きさからの性別推定は，歯冠長，歯冠幅，歯冠厚，歯根長，全長などについて正確な計測をし，統計処理を行うと，男女の歯には有意差があるといわれている。しかし，例えば歯冠幅のみを計測し，「男性である」というのは信憑性に欠けているし，ましてやバイトマークから得られる歯の形態に関する

情報は限りなく少ないため，性別推定はほぼ不可能といってよい。

2. 年齢 ×0点

　　ヒトの歯は，一生のうちに一度だけ歯が生え変わる「2生歯性（乳歯列→混合歯列→永久歯列）」という萌出形態をとる。明瞭に残されたバイトマークからは，歯列弓の大きさや萌出状況から，乳歯列なのか永久歯列なのかという判定は可能である。また，ちょうど前歯部が乳歯・永久歯の交換期であれば，ある程度の年齢推定はできる場合もある。しかし，バイトマークからは，子供が咬んだのか，あるいは大人が咬んだのかということくらいは推定できるが，「○歳〜○歳くらい」という明確な年齢推定はできない。

3. 歯冠長 ×0点

　　歯冠長とは，前歯であれば切縁，臼歯であれば頰側咬頭より唇側（頰側）の歯頸線の最大弯曲部（歯根側に向かっての最凸部）までの距離である。皮膚に残された一般的なバイトマークにおいて歯冠長を計測することは不可能である。バイトマークから計測できるものは，前歯部切縁の幅径である（ここで歯冠幅という言葉は適切ではない。歯冠幅とは，歯冠部の両隣接面間の近遠心的最大距離である）（図2）。

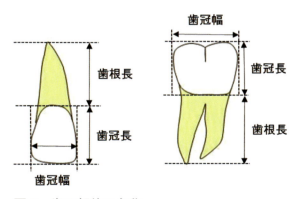

図2　歯の部位の名称

4. 歯の排列状態 ○3点

　　一般的なバイトマークの場合，上下顎犬歯間の歯の排列状態を知ることができる。上下顎の区別は，多くの場合犬歯間幅径の違いから判定が可能である。前歯部に叢生や歯の位置異常，形態異常等があれば，バイトマークにその情報は反映される。欠損や，低位歯（歯の位置異常のひとつで，咬合平面に達しない歯）があれば，その部位は歯痕が残らない。また，部分床義歯が装着されている場合，人工歯の部分は床下粘膜に沈み込み，咬合圧が弱くなるため圧痕も天然歯のものに比較し弱くなる。また，義歯のクラスプ（鉤腕）の位置によってはその圧痕が認められる場合もある。

表 6　歯痕の分類

```
＊被咬体による分類
　①咬痕（物体上の歯痕）       ┐
　　習慣的：パイプ，鉛筆など    │ 犯罪現場に残された物体の歯痕の検査は
　　一時的：食物上，その他物体上 ┘ 鑑識の仕事である
　②咬傷（人体上の歯痕）        ┐
　　自咬：事故，自傷行為        │ 法医学・臨床法医学の現場においては
　　他咬：人由来，動物由来      ┘ 医師，歯科医師が所見を採取する

＊形態による分類                    ＊所見
　①歯痕（tooth）：1 歯              ①歯列の形態に一致した断続的排列創
　②歯列弓痕（arch）：上顎もしくは下顎  ②皮下出血
　③咬合痕（bite）：上下顎            ③表皮剥脱
                                    ④挫創，裂創
                                    ⑤軟部組織の部分的欠如

＊歯痕からわかること
　①前歯部切縁の幅径
　②欠損，低位
　③義歯の有無
　④上下顎歯列の区別
　⑤被疑者と被害者の位置関係
　⑥血液型，DNA 型（歯痕に付着した唾液から）
```

　バイトマークは，性犯罪や児童虐待の事例において認められることのある損傷である。

　バイトマークは，それ自体で個人識別や被疑者の同定が可能になるわけではないが，複数の被疑者がいた場合，バイトマークから否定的な要素を得ることにより，誰かを除外することができる可能性はある。特に家庭内等の閉ざされた環境下における児童虐待の事例において，被疑者の推定を行う際などに必要な情報となる。死因にはかかわらずとも，犯罪捜査上非常に重要な証拠となるため，歯科医師を含め，適切な所見採取を行うべきである。

おさえの一言

「バイトマークが疑われたら歯科法医学者をよべ」

（咲間彩香）

19. 高校生のプールでの突然死

　17歳，男性，高校2年生。学校の授業中にプール内にて死亡しているところを発見され，警察から立会いを求められた。死後CT撮影を行ったところ，胸水の貯留を認め，死因は溺死が疑われた。しかし，家族歴を聞いたところ，5年前に本屍の兄（当時15歳）が突然死しており，現在，本屍には14歳の妹がいるという。

Q19　医師として，何を行うべきか？

1．突然死なので，薬毒物検査を行う必要はない。
2．死因は溺死と断定し，そこで検死は終了とする。
3．司法解剖を行うように警察官に指示する。
4．遺伝性の不整脈および心筋症の関連遺伝子の遺伝子検査を行うべきであることを警察官に提案する。

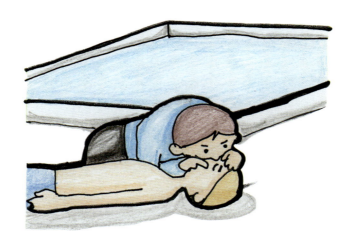

解説

突然死は，発症から 24 時間以内の予測不可能な死亡と定義されていて，心臓突然死とは，発症後 1 時間以内に意識喪失を起こして死に至るものである。心臓突然死は，アメリカでは年間約 30 万人といわれているが，近年日本でも増加しており，現在では年間約 7 万人以上といわれている。心臓突然死は増加傾向にあり，70 歳を超えると急激に増加し，80 歳以上になると顕著である。成人に比べ小児の突然死は少ないが，2005 年から 2009 年にかけて調査された小中学生 58 例の心臓突然死においては，おもな原疾患は先天性心疾患，QT 延長症候群，肥大型心筋症，冠動脈奇形などであった。また，小学生から高校生までの突然死の調査では，そのうちの約 7 割が心臓性であり，年齢が上がるにつれて男子の割合が増え，高校 1 年生と 2 年生に最も多く，約 8 割が男子であった。

若年者の突然死の原因としては，先天性や後天性の心疾患，心筋症や器質的心疾患を有さない不整脈などがあり，ここでは，拡張型心筋症及び肥大型心筋症，代表的な遺伝性不整脈である先天性 QT 延長症候群及びブルガダ症候群を概説する。

心筋症

「心筋症」は，従来「原因不明の心筋疾患」とされていたが，病因遺伝子の解明研究が進み，1995 年の WHO / ISFC 合同委員会では，「心機能障害を伴う心筋疾患」と定義が改められた。同委員会の分類を表 1 に示すが，これは臨床病態に基づくもので，今後，病因の解明が進めば将来的には病因分類が採用されるものと思われる。

表 1　1995 年 WHO / ISFC 合同委員会による心筋症の定義と病型分類

病型分類：	1. 拡張型心筋症（dilated cardiomyopathy：DCM）
	2. 肥大型心筋症（hypertrophic cardiomyopathy：HCM）
	3. 拘束型心筋症（restrictive cardiomyopathy：RCM）
	4. 不整脈源性（催不整脈性）右室心筋症（arrhythmogenic right ventricular cardiomyopathy：ARVC）
	5. 分類不能の心筋症（unclassified cardiomyopathy）

特定心筋症（specific cardiomyopathies）

・**拡張型心筋症**（dilated cardiomyopathy：DCM）（図 1）

DCM は左室あるいは左右心室の拡大と心筋の収縮力低下が特徴であり，主要な症状はポンプ不全から生じる心不全である。心筋虚血，高血圧，代謝疾患，アルコール性などに伴う心筋症とそれらの原因が明らかでない特発性に分類される。遺伝性拡張

型心筋症は，家族歴と遺伝子検査によって診断されるが，肥大型心筋症に比べ，家族性発症の頻度は高くないといわれている。遺伝性拡張型心筋症の40〜50％の原因は，30種類以上の遺伝子における変異であることが報告されている。

> Gordon E, Hoffman EP, Pegoraro E. 谷口真理子(訳)GRJ 拡張型心筋症概説．GeneReviews 日本語版サイト 2007. http://grj.umin.jp/grj/CMD-overview.htm

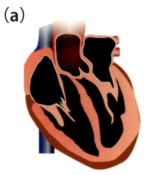 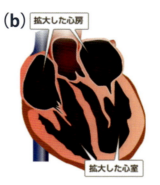

図1　拡張型心筋症
(a)正常な心臓，(b)拡張型心筋症

> 名古屋大学循環器内科　肥大型心筋症・拡張型心筋症 http://www.med-nagoya-junnai.jp/disease/disease10.html

・**肥大型心筋症**（hypertrophic cardiomyopathy：HCM）（図2）

　HCMは心筋の異常肥大と左室拡張能低下が基本病態であり，心臓壁の肥厚により拡張障害が生じ，流出路狭窄を示す疾患である。最近では，分子遺伝学の進歩により心筋症の病因遺伝子が同定されてきており，16種類以上の遺伝子において900ヵ所以上の突然変異が報告されている。家族性肥大型心筋症の約50〜60％においては家系の病因が明らかになっている。

> 日本循環器学会他．肥大型心筋症の診療に関するガイドライン(2012年改訂版)http://www.j-circ.or.jp/guideline/pdf/JCS2012_doi_h.pdf

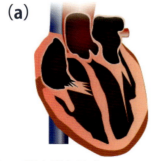 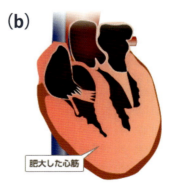

図2　肥大型心筋症
(a)正常な心臓，(b)肥大型心筋症

> 名古屋大学循環器内科　肥大型心筋症・拡張型心筋症 http://www.med-nagoya-junnai.jp/disease/disease10.html

遺伝性不整脈

　遺伝性不整脈は若年者にも突然死をきたすことがあり，その発症には遺伝子変異が関与し，家族や親族内で同様の症状を呈する疾患である．その疾患としては，QT延長症候群（LQTS），Brugada症候群，カテコラミン誘発性多形性心室頻拍（CPVT）などが挙げられ，原因遺伝子の変異によって発現する蛋白とそれに関連するイオンチャネルの異常により，特徴的な心電図変化や不整脈発作を起こすと考えられている．

　近年では，遺伝子型と表現形（心電図や臨床所見）との詳細な検討により，遺伝子型別あるいは遺伝子変異部位別の予後，特異的治療などが可能となりつつある．

・先天性 QT 延長症候群（図3，図4）

　失神や突然死の原因となる症候群で，心電図においてQT時間の延長とTorsade de Pointes（TdP）といわれる多型性心室頻拍を認める．すでに15の遺伝子が発見されており，各遺伝子の頻度はLQT1が40％，LQT2が30〜40％，LQT3が10％とされており，この3つの遺伝子型で90％以上を占める．死亡率は，LQT1では1〜19歳，特に10〜19歳が高く，LQT2では15歳から高くなり30〜39歳で最も高く，LQT3では15〜19歳で最も高い．

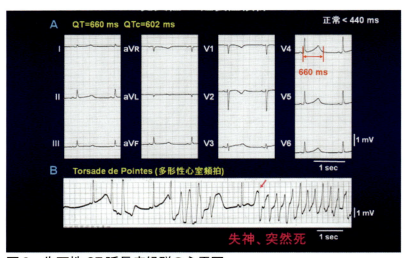

図3　先天性 QT 延長症候群の心電図
A．12誘導心電図で，QT時間 660ms，修正QT（QTc）時間 602ms と著明な延長を認める．
B．QRSの極性と振幅が心拍ごとに刻々と変化する多形性心室頻拍である TdP を認める．

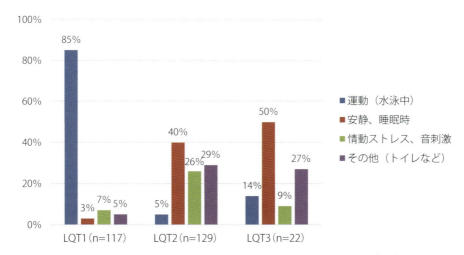

図4　先天性QT延長症候群の遺伝子型別の心事故の誘因（発端者）
平成18〜20年度厚生労働科学研究班　2008

　　平成18-20年度厚生労働省科学研究費補助金（創薬基盤推進研究事業）「致死性遺伝性不整脈疾患の遺伝子診断と臨床応用」（主任研究者・国立循環器病研究センター　清水　渉）

　　国立循環器病研究センターHP.　先天性QT延長症候群．http://www.ncvc.go.jp/hospital/section/cvm/arrhythmia/qt.html

・ブルガダ症候群

　心電図においてV1〜V2（V3）誘導におけるST上昇と心室細動（VF）を示し，おもに中高年男性に発症し，安静時や睡眠中に突然死を起こす疾患である。日本をはじめとするアジア人の成年男性に多い。現在，11の遺伝子型が報告されているが，SCN5A（心筋ナトリウムチャネル関与遺伝子）の変異以外は非常にまれで，SCN5Aであっても異常が発見されるのは本症候群の15〜30％である。

A19　医師として，何を行うべきか？

1. 突然死なので，薬毒物検査を行う必要はない。　　　　　　　　　　　**× 0点**
　　　　突然死は，薬物によっても影響を受けるため，薬毒物検査を行うべきである。
2. 死因は溺死と断定し，そこで検死は終了とする。　　　　　　　　　　**× 0点**
　　　　溺死と断定する場合には，壊機法によるプランクトン検査を行うべきである。
3. 司法解剖を行うように警察官に指示する。　　　　　　　　　　　　　**△ 1点**
　　　　学校の管理下における水泳中の死亡事故であり，学校の責任の有無が問われるため，司法解剖または新法解剖を行うべきである。しかし，現在の日本の法律では医師が警察官に指示することはできないため，医師は司法解剖をするように促すことしかできない。その意味では，選択肢の主旨は正しいとも言えるので，△とする。

4. 遺伝性の不整脈および心筋症の関連遺伝子の遺伝子検査を行うべきであることを警察官に提案する。

.... ○ **3点**

　　若年性心臓突然死が発生した場合には原因遺伝子を追求し，兄弟，姉妹，子供にも同様の突然死が起こりうることを予防すべきである。

おさえの一言

「突然死の場合，3〜4世代にわたる詳細な家族歴を聴取せよ（詳細な家族歴とは，原因不明の突然死，原因不明の不整脈，原因不明の心臓伝導障害，原因不明の脳卒中，心不全，心臓移植など）」

（斉藤久子）

参考文献
心臓突然死の先制医療. 週刊医学のあゆみ　2016; 258(7-8).
特集　突然死—病因・病態とその対策. 日本臨牀 2005; 63(7).

20. 頭蓋骨のみの司法解剖

　雑木林にてヒトの頭蓋骨が発見された（図1）。完全に白骨化しており，頭蓋冠に明らかな損傷はないが，皮膚や筋肉等他の組織は残存していない。下顎骨は残存しているが歯牙は全て欠損している。また，頸椎以下の骨は全て欠損している。身元が確定できるような物は見つかっていない。死後 CT 撮影後，司法解剖が行われた。

Q20　次のうち正しいものはどれか？

1．骨盤が発見されていないため，性別推定はできない。
2．歯牙が欠損しているため，年齢推定はできない。
3．大腿骨が発見されていないため，身長推定はできない。
4．性別推定，年齢推定，身長推定のいずれも可能である。

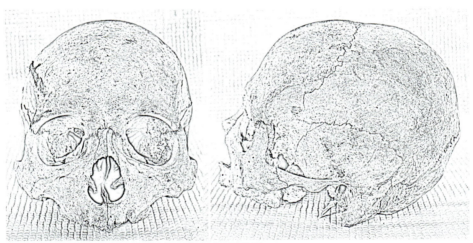

図1　林の中で発見された白骨化した頭蓋骨

解説

　身元不明遺体の個人識別検査をするとき，性別判定と死亡時の年齢推定，そして身長，体型，顔立ち等生前の身体特徴を推測することが重要となる。このように遺体の一部から身体特徴を明らかにしていく分野を法人類学（forensic anthropology, 司法人類学）という。身元を確定するためには歯型，指紋あるいはDNAの一致が必要であるが，法人類学的調査はコストあるいは時間を多くかけずに対象者を絞れるという点が特徴である。

1. 性別推定

　性別は年齢あるいは身体特徴を推定する際に参考とされることが多く，正確な性別判定をすることは身元不明遺体を扱う上で特に重要である。

　性差が強く現れるのは骨盤と頭骨である[1]。女性の骨盤は，左右の恥骨がなす恥骨下角が直角より大きめで丸みを帯び，恥骨下肢が細く華奢な傾向を示す。また，大坐骨切痕の角度が大きめで，耳状面（仙腸関節面）への盛り上がりが強い。男性の骨盤の恥骨下角は直角より小さく鋭角的である。

　　1）髙取健彦ほか編．NEW エッセンシャル法医学．改定第5版．東京：医歯薬出版；2012.

　女性の頭蓋骨は前額が鉛直状で，鼻骨にかけてなだらかなカーブを描く（図2a）。男性の頭蓋骨は眉弓や眼窩上縁が突出しており，前頭の側面観は後方に向かって傾斜し，前頭骨と鼻骨との境界が角をなす（図2b）。また，乳様突起は突出している。

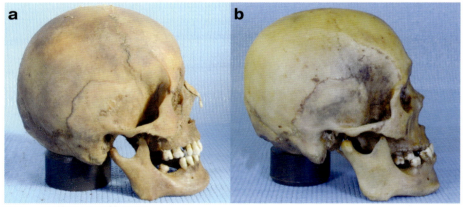

図2　頭蓋骨の形状の例
a. 女性　b. 男性

2. 年齢推定

　死亡時の年齢推定は遺体の骨や歯の年齢変化を査定することで行われる。
　未成人の場合，年齢推定は骨の骨端癒合の状態や歯の萌出等を参考に行えるが，骨

の発達を終えた成人に関しては加齢性変化を参考にするしかない。成人骨格の死亡時年齢を推定する上で最も重要なのは寛骨の恥骨結合面と耳状面（仙腸関節面）の加齢性変化である。どちらも凹凸に富み密度が高く，辺縁が曖昧な状態から徐々に隆起していく。

　また，頭蓋骨の縫合は年齢と共に徐々に癒合していく。その程度は外板より内板のほうが早い[2]。矢状縫合及び冠状縫合の癒合は 25 歳頃から始まり，40 歳前後に完成する。また，人字縫合では 50 歳以後に完成するとされている。ただしこれらの変化は個人差が大きく，査定も難しい。最近では CT 画像を用いて矢状縫合の癒合の程度を分類し（図 3），死亡時の年齢を推定する方法も検討されている。

　2）永野耐造ほか編．現代の法医学．改定第 3 版増補．東京：金原出版；2006．

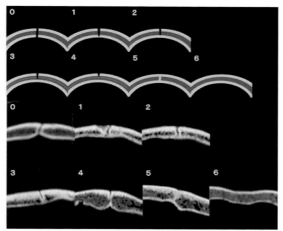

図 3　矢状縫合の CT 画像の分類
Chiba et al. Age estimation by multidetector CT images of the sagittal suture. International Journal of Legal Medicine 2013; 127: 1005–1011

3．身長推定

　長管骨の長さは身長との相関が強く，身長推定は基本的に長管骨の長さを用いて行う。特に大腿骨が最適とされている。続いて脛骨，腓骨となっており，それらが使用できなければ上肢の長管骨を用いて行う。長管骨の長さを計測し，日本人用に考案された身長推定式に代入して算出する。

　身長推定に関して注意しなければならない点がいくつかある。まず，性別や人種によって骨の長さと身長の相関関係が異なるため，性別及び人種を推定あるいは仮定した上で身長推定は行うべきである。次に経時変化である。厚生労働省によると，日本人の 20 歳の平均身長は 1950 年から 2007 年にかけて，男性では 8.5cm，女性では 7.7cm 伸びている[3]。

　3）厚生労働省．国民健康・栄養の現状─平成 22 年厚生労働省国民健康・栄養調査報告より─．
　　東京：第一出版；2013．

当然骨の長さも変化しているので，過去に作成された身長推定式は現在では当てはまらない可能性がある。また，四肢長骨が完成していない未成人の場合，身長推定式は適用できない。

近年では，四肢の長管骨が欠損あるいは破損している場合等，身長推定に用いることができない場合に備え，様々な骨を用いた身長推定法が検討されている。頭蓋骨の3DCT画像を用いて長さを計測し（図4），身長を推定する方法も確立されている。

ただし重要なことだが，どの特徴に関しても例外は必ず存在する。以上に挙げた法人類学的調査はあくまで推定であり，確定ではないことに注意されたい。

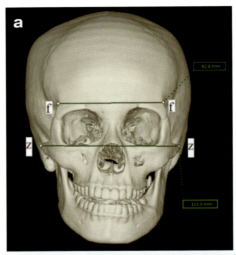
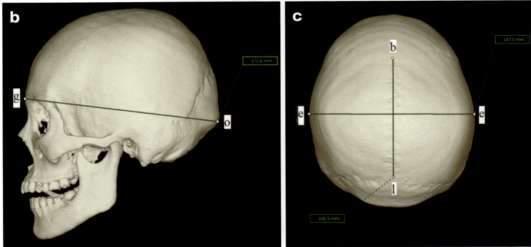

図4 3DCT画像上の頭蓋骨の計測
Torimitsu et al. Stature estimation from skull measurements using multidetector computed tomographic images: a Japanese forensic sample Legal Medicine 2016; 18: 75–80

A20 次のうち正しいものはどれか？

1. 骨盤が発見されていないため，性別推定はできない。 ………………… **× 0点**

　　　頭蓋骨のみでも性別推定は可能である。ただし，頭蓋骨の形状から男性か女性かはっきりしない例もあるので，骨盤も発見された場合はその形状も調査し，総合的に判断するほうが望ましい。

2. 歯牙が欠損しているため，年齢推定はできない。 ………………… **× 0点**

　　　小児の場合，歯牙の萌出の程度で年齢を推定することができる。また，成人の場合でも歯牙の咬耗の程度で年齢を推定することが可能である。歯牙が欠損していても頭蓋骨の縫合の癒合の程度で年齢は推定できるが，個人差がかなり大きいため注意が必要である。

3. 大腿骨が発見されていないため，身長推定はできない。 ………… **× 0点**

　　　四肢の長管骨を用いることができれば，かなり正確な身長推定が可能である。しかし当然のことであるが，四肢の長管骨が損傷のない状態で残存しているとは限らない。頭蓋骨の大きさを用いることで身長推定は可能ではあるが，個人差が大きいのでやはり注意が必要である（モデルのように高身長なのに小顔な人もいる）。

4. 性別推定，年齢推定，身長推定のいずれも可能である。 ………………… **○ 3点**

　　　上記のように頭蓋骨が残存していれば性別，年齢及び身長を推定することは可能である。

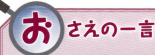

おさえの一言
「頭蓋骨のみでも性別，年齢及び身長推定が可能」

（鳥光　優）

誰が生きていて誰が死んでいるのかわからない日本

　警察庁は，認知症による徘徊などが原因で行方不明になった人が2013年に年間1万人を超えたと公表した[*1]。この数は年々増加傾向にあり，世界でも類を見ない超高齢社会の日本においては，「身元不明者」が今後も増加することが予測されている。

　　*1　警察庁生活安全局生活安全企画課．平成26年中における行方不明者の状況．

　また，生きている身元不明者の増加が社会問題となる一方で，東日本大震災のような大規模災害時でなくても，日本では毎年1,000人以上の「身元不明死体」が存在する（表1）。

表1　警察庁まとめ「身元不明死体票作成総数」

年	行方不明者数	身元不明死体数
1999	88,362	1,847
2000	97,268	1,419
2001	102,130	1,421
2002	102,880	1,340
2003	101,855	1,244
2004	95,989	1,237
2005	90,650	1,248
2006	89,688	1,000
2007	88,489	1,078
2008	84,739	1,019

1999〜2008　行方不明者の状況・身元不明死体票の作成件数
警察庁まとめ

　そして身元が分からないまま荼毘に付された人は，2013年末で2万人を超えたと報告された。この中には，所在不明の高齢者も含まれていると考えられ，2010年以降の日本において社会問題となっている高齢者所在不明問題にも関わっている。

　死因究明先進国といわれる諸外国では，火葬されるすべての死亡に係る死亡証明書をチェックする体制や，身元不明死体の火葬は認められないという

厳しい制度を有する国もある．当然であるが，火葬してしまえば死体の再調査が困難になるためである．一方で，日本においては，人が死亡するとできるだけ早く火葬するという文化・風習を有する．身元不明死体についても同様で，1週間程度身元調査を行い，該当者がでなければ火葬されるというのが現実である．

　身元確認は，犯罪捜査や死因判断，戸籍の管理のために非常に重要である．身元確認は本来，【指紋・歯科所見・DNA型検査】による方法が確実な手段とされており，諸外国ではこれらの手段を用いた身元確認システムが確立されている．しかし日本では，遺族（と思われる人）による顔貌確認や，身体特徴，着衣や所持品などによる身元確認が第一手段となっており，上記のような客観的手段による身元確認が行われているとは言い難い．
　なかでも歯科所見は，平時においても有事においても，諸外国では最も利用されている身元確認手段といっても過言ではない．例えば2004年のスマトラ島沖地震の犠牲者には，タイ人に加え多くの外国人観光客も含まれており，いくつもの国から国際DVI（Disaster Victim Identification）チームが派遣され，犠牲者の身元確認が行われた．2005年11月の時点で身元が確認されたのは2,679名であり，このうち1,105名は歯科所見のみで身元

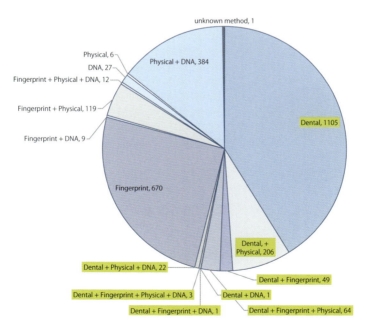

図1　スマトラ島沖地震における身元確認理由
P. Schuller-Götzburg, J. Suchanek. Forensic odontologists successfully identify tsunami victims in Phuket, Thailand Forensic Science International, Volume 171, Issues 2–3, 2007, 204–207. Fig.3 改変

が確定された。指紋のみで身元が確定されたのは670名，DNA型検査のみでは27名，身体特徴で確定できたのはたったの6名だった。また，歯科所見とその他の身元確認手段の組み合わせによって346名の身元が確定され，身元不明者のうち，1,451名（54.16％）の身元確認に歯科所見が関与したと報告されている（図1）。

　これに対し，東日本大震災における歯科所見による身元確認状況は，岩手県では身元確認者数4,596名のうち130名（2.8％），宮城県では身元確認者数9,478名のうち909名（9.6％），福島県では身元確認者数1,604名のうち199名（12.4％）であった（図2）。いずれも身体特徴や所持品等で身元が確定されたものが8～9割を占めており，身元確認に有用であるはずの歯科所見は，日本ではあまり活用できていないという日本の身元確認体制の問題が浮き彫りとなった。

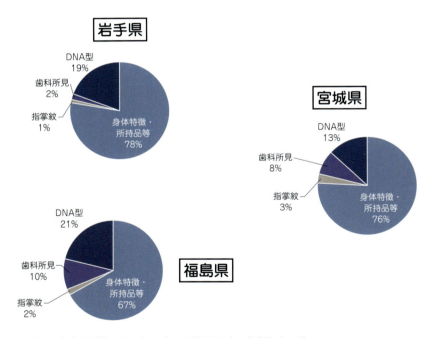

図2　東日本大震災における身元確認理由（重複あり）
厚労省科学特別研究事業「大規模災害時の身元確認に資する歯科情報の標準化に関する研究」より抜粋

　日本から身元不明者や身元不明死体を減らすには，現行の身元確認体制を根本から見直すと同時に，歯科法医学の有用性を再認識する必要があるだろう。

（咲間彩香）

21.
災害対応

　平成 Z 年 8 月＊日午後 8 時 22 分，J 国際空港において日本から W 国へ出発予定であった AW2＊6 便が，離陸直後に爆発し，近隣の農耕地に墜落，炎上した。直ちに消防，警察，DMAT 等が参集し鎮火，生存者の救出にあたったが，350 人の乗客，乗員中，200 名超に黒タグが付された。一部では焼損の激しい部分遺体も見られた。

　多数遺体発生につき，警察庁から医師会，歯科医師会及び日本法医学会に対し，検案支援要請が出され，あなたも検案所へ赴くこととなった。

Q21　死体検案書を作成する上で，適切な対応を選べ。

1. 作業の効率化を図るために外表検査は警察官が行い，その結果を聴取して検案書に記入した。
2. 1 名だけ，全く熱傷がなく，致命的外傷が判然としない子どもの遺体が発見されたが，状況から判断して，死因を「焼死」と記載した。
3. 焼損して顔貌はよくわからなかったが，所持品から運転免許証が発見されたため，身元を確定とし，検案書に氏名，生年月日を記載した。
4. 部分遺体について，焼損した指が発見されたので，DNA 試料として爪を剥がして採取した。

Part 3 薬毒物，個人識別，災害対応など

解説

災害時の検案について

　地震，津波，台風，噴火などの大規模自然災害や，列車，航空機事故などでは，生存者の救助，搬送が最優先であるのは言うまでもないが，多数死者が発生した場合はその死因を正しく検索することと，確実な身元確認（個人識別）が必要となる。多数遺体発生が想定される場合，その規模に応じて警察から近隣の医師，歯科医師への検案応援要請がなされる。2011 年の東日本大震災では日本法医学会からも医師 118 人，歯科医師 31 人を岩手，宮城，福島に約 4 カ月間にわたり派遣した。

　災害発生時，救急隊や DMAT 等によるトリアージの結果黒タグと判定された患者のうち，医師によって死亡が確認された者は検案所に搬送され，警察，医師，歯科医師によって遺体の検視/検案，歯科所見採取が行われる。ここでは，災害時の①検案と②個人識別について解説する。

①検案

　設営された検案所に搬送されてきた遺体は，着衣や所持品を確認，撮影し，ライフラインが確保されていれば表面を洗浄する（なければ清拭）等したのちに警察官と医師によって全身の検視，検案を行う。この際，死因につながり得る重篤な外傷などの所見を検索するとともに，手術痕や痣，ホクロなど，個人識別の参考になり得る特徴を記載，撮影しておく。また，頭髪や陰毛中の白毛の量など，年齢推定につながる所見の採取も必要である。

　本設問のような状況では，火災により高度炭化，焼損した遺体が多数を占めると考えられ，全身熱傷，気道熱傷，一酸化炭素中毒，爆風による様々な外傷（硬膜下血腫，脳挫傷，気胸，心挫滅，等々……）などが死因として考え得るが，日本の外表検視検案方式では詳細な死因の推定は困難であり，体表の熱傷も一酸化炭素中毒も気道熱傷もすべて「焼死」と記載されることになると思われる。一方で，被災者に混じって犯罪死体が発見されることもあり，死因の不詳なものについては警察と相談の上，積極的に解剖を行うべきである。

　諸外国が採用しているインターポール方式の災害時の遺体取り扱いマニュアル（DVI guide）では，遺体の収集，修復，解剖や画像検索，歯科所見採取などを含めた災害時の死因検索，個人識別の具体的対応方法が記載されており，参考にしていただきたい（とはいえ，日本は全く批准していないので注意）。

②個人識別

　日本では一般的に「身元の確認」というと，遺族や知人による顔貌の確認や運転免

許証との比較などが想定される。実際，東日本大震災では 89.09%（2012 年 3 月 12 日時点[1]）が人相・着衣・所持品により身元が特定されたとしている。しかし，その後，岩手，宮城，福島の 3 県で計 18 体 2016 年 6 月現在）の取り違えが判明。いずれも顔貌や着衣で判断されたものだった。

1. 青木康博．激甚災害時における死体検案体制の整備および運用に関する研究　平成 23 年度総括・分担研究報告書 I．平成 24 年 5 月．p179

個人識別においては何よりも確実であることが重要であり，精度の高い個人識別のためには客観的，科学的手法が必要とされる。現在，global standard な客観的個人識別法は，指紋，歯科所見，DNA の 3 つである（表 1）。

表1　指紋・歯科所見・DNA 型の特徴[2]

	指紋	歯科所見	DNA 型
検査者	警察（鑑識課＊1）	歯科医師（警察歯科医・歯科法医学者）	警察（科捜研＊2）大学（法医）
生存中の変化	なし	あり	なし
年齢推定	不可能	可能	不可能
性別推定	不可能	推察はある程度可能だが、判定は不可能	可能
時　間	短い	短い	長い
費　用	低い	低い	高い
メリット	• 終生不変 • 万人不同	• 死体になっても長く残る • 比較的簡単な器具でできる • 生活状況を推定できることもある	• 体の一部分でも身元確認可能 • 親子鑑定により身元確認可能
デメリット	• 熟練した鑑識係が必要 • 指は軟部組織なので破壊されやすい • 死後腐敗が進むと照合が難しくなる	生前の歯科資料をスムーズに得るためのシステムがない • 時間の経過とともに治療痕や口の中の状態が変わっていることがある • 入れ歯の場合、特徴的な所見が少ない	• 特別な施設、機械が必要 • 本人の生前試料か親族の試料が必要 • 試料に他人のものが混ざってしまった場合など、信頼性が落ちる

＊1　一般的に各都道府県警察本部の刑事警察部門にある
＊2　科学捜査研究所の略語で、科学捜査の鑑定および研究を行う

2. JUMP. 3.11 Identity. 第 2 章「個人識別（身元確認）の方法」．p20．2016 年 3 月．ブックウェイ．兵庫

日本では，災害時に限らず顔貌等の身体的特徴や所持品による個人識別がいまだ根強く採用されており，死後採取される postmortem（PM）data と比較すべき生前情報である antemortem（AM）data としての歯科カルテのデータベース化などの対策が不十分という現状がある。迅速で確実な個人識別として，これらの AM データのデータベース整備などが喫緊の課題である。

以上を踏まえて，本題の選択肢を確認してみよう。

A21 死体検案書を作成する上で，適切な対応を選べ。

1．作業の効率化を図るために外表検査は警察官が行い，その結果を聴取して検案書に記入した。 ×0点

　　警察は警察業務として，指紋の採取や犯罪性の有無等に重点をおいた全身の検視を行う。医師はその医学的知識を元に，全身の損傷や疾病の可能性等の死因を検索するとともに，手術痕や母斑など既往症や個人識別の補足となり得る特徴的所見を確認する必要があり，警察とともに実際に遺体を診て検案を行うべきである。検案を行わずに死体検案書を発行すると，医師法 20 条（医師は，……又は自ら検案をしないで検案書を交付してはならない）違反となる。

2．1 名だけ，全く熱傷がなく，致命的外傷が判然としない子どもの遺体が発見されたが，状況から判断して，死因を「焼死」と記載した。 ×0点

　　死因と考え得る所見が得られないにもかかわらず，状況のみで死因を特定することは犯罪の見逃しや，当該災害において不正確な死因統計につながる危険性がある。後世の災害対策において，死因調査や遺体の損傷態様の情報が基礎となる重要なデータであることを認識し，安易に死因を記載するのではなく，不詳の場合は不詳として，必要に応じて画像撮影や解剖等の詳細な死因検索を要請することが検案医には求められる。

3．焼損して顔貌はよくわからなかったが，所持品から運転免許証が発見されたため，身元を確定とし，検案書に氏名，生年月日を記載した。 ×0点

　　顔貌が運転免許証などの写真と相似であることは，個人識別のきっかけとしては非常に重要である。しかしながらこのような主観的な判断は遺体の取り違えを招くため，指紋，歯科所見，DNA の客観的手法の補助的手段として取り扱う必要がある。また，災害のような混乱時においては，「所持」という行為自体に疑問符がつく状況であり，遺体の近くに落ちていた物であったり，所持品自体が入れ違っている可能性もあるため注意が必要である。

4．部分遺体について，焼損した指が発見されたので，DNA 試料として爪を剥がして採取した。 ○4点

DNA 試料としては一般に，血液，歯牙，爪，骨が採取，分析される。これにより，離断した部分についても DNA を照合して同一の遺体であるか否かを検討することが可能である。これらの検体採取については一部遺体損壊を伴うものであるが，その法的根拠として，平成 24 年に制定された「警察等が取り扱う死体の死因又は身元の調査等に関する法律」内において，第八条に「警察署長は，取扱死体について，その身元を明らかにするため必要があると認めるときは，その必要な限度において，血液，歯牙，骨等の当該取扱死体の組織の一部を採取し，又は当該取扱死体から人の体内に植え込む方法で用いられる医療機器を摘出するために当該取扱死体を切開することができる」とされている。

アメリカには法医学者や法人類学者，指紋採取技師やレントゲン技師等で構成される DMORT（Disaster Mortuary Operational Response Team）[3] が組織される他，インドネシア，オーストラリア，カナダなど諸外国では，国内外で被災した自国民の遺体対応に携わる法医学チームが存在する。日本ではこれまで述べてきたように，警察主体の死因究明制度が根底にあることから，こういった法医学チーム単体での活動は現段階で困難であるが，全国各地で検案訓練を開催したり，歯科医師による Japanese Unidentified and Missing Persons Response Team（JUMP）が組織されるなど，災害対応への取り組みが行われている。

3. 日本では近年「日本 DMORT」として，精神科医や看護師を中心とした災害時の遺族や支援者のメンタルヘルスケアを行う体制が整備されつつあるが，検視検案や個人識別を行わない点でアメリカの DMORT とは異なっている。

（本村あゆみ）

日本人はディーエヌエーがお好き

　7 年前にスウェーデンに留学した頃、H&M の店員さんに、「仕事は何？」と聞かれたので、「研究者だ」と答えると、「何を研究しているの？」と聞かれ、「DNA！」と答えるとポカーンとされた。慌てて「molecular」と言い換えると納得してもらえた。私の「DNA」という発音が悪かったのか、海外では、案外「DNA」という言葉は通じないのか…2011 年には「横浜

DeNA ベイスターズ」という野球チームも誕生した。現在、インターネットで「DNA 鑑定」と検索すると約 260 万件もヒットする。それだけ、日本人は DNA に関心があるという証拠だ。

　法医学の DNA 分野の夜明けは、1985 年のイギリスの分子遺伝子学者であるアレリック・ジェフリーズの「DNA フィンガープリント法」の発見である。同年、目的とする DNA 領域だけを増幅する PCR 法が発見されたことにより、微量で陳旧な試料からも DNA 鑑定が行えるようになった。私が法医学に入った約 20 年前の法医学分野では個人識別を目的とした DNA の研究が盛んだった。「DNA 鑑定という遺伝子ビジネスは成長市場となる」と確信した企業のおかげで個人識別の DNA 分野は目覚ましい発展を遂げ、その反面、研究に「栄枯盛衰」という言葉は合わないのかもしれないが、個人識別に関する DNA 研究は廃ってしまった。今はもう、企業の販売する試薬、企業の指定する条件や機器類を使用しないと裁判で信用される証拠とならなくなってしまった。さらに、「大学で行う DNA 検査は費用がかかりすぎる」という誤った判断のせいで、死者の身元を明らかにするための DNA 検査はすべて警察の組織である科学捜査研究所が行うものとなってしまった。これで客観性は担保されるのか…

　しかし、今の法医学分野における DNA 研究の暗闇の中に一筋の光が見えているのではないかと筆者は思っている。それは次世代シーケンサー（NGS）の登場である。NGS は、2000 年にアメリカで開発された、遺伝子の塩基配列を高速に決定する装置であり、医療の分野では、癌ゲノム解析、エピゲノム解析および遺伝性疾患の関連遺伝子探索などに貢献している。臨床分野では遺伝子情報を利用した患者個人に最適な治療方法を計画するオーダーメイド医療が始まっている。残念ながら、我々の法医学領域では、解剖を行い、画像検査、生化学的検査、病理組織学的検査等を行っても死因の特定できない事例が少なからず存在する。「死んだら江戸時代」と揶揄される日本の死因究明においても、やっと NGS を用いた DNA 研究が進みだした。日本人の好きな DNA が死因判定にも役立つように DNA の研究を続けなければと自分に言い聞かせる日々である。

（斉藤久子）

Part 4

異状死体の届出と検案

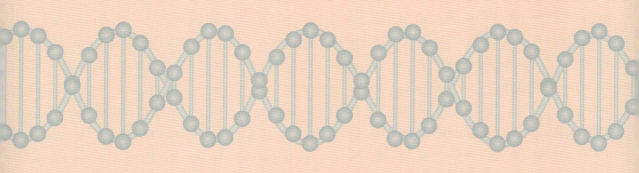

第一九条　診療に従事する医師は，診察治療の求があつた場合には，正当な事由がなければ，これを拒んではならない。

2　診察若しくは検案をし，又は出産に立ち会つた医師は，診断書若しくは検案書又は出生証明書若しくは死産証書の交付の求があつた場合には，正当の事由がなければ，これを拒んではならない。

第二〇条　医師は，自ら診察しないで治療をし，若しくは診断書若しくは処方せんを交付し，自ら出産に立ち会わないで出生証明書若しくは死産証書を交付し，又は自ら検案をしないで検案書を交付してはならない。但し，診療中の患者が受診後二十四時間以内に死亡した場合に交付する死亡診断書については，この限りでない。

第二一条　医師は，死体又は妊娠四月以上の死産児を検案して異状があると認めたときは，二十四時間以内に所轄警察署に届け出なければならない。

医師法

22. 浴室での急死

　70代の夫が自宅で入浴してからかなりの時間が経過しているので，妻が浴室に行くと，夫が浴槽で頭まで沈んでいるのを発見した。すぐに近所で開業している医師を呼んだところ，すでに心肺停止であり死亡が確認された。男性は軽度の高血圧症以外に既往もなく，酒も飲んでいなかった。また，目立った外傷もなかった。

Q22　この医師はどうすればよいか？

1. 死体に異状を認めたので，医師法第21条に基づき，異状死体として警察に届ける。
2. 検案して外傷がないので，届出はせず死因を溺死として死体検案書を発行する。
3. 心臓病の疑いが強いので，届出はせず死因を虚血性心疾患として死亡診断書を発行する。
4. 内外因が不詳だが犯罪性はないので，届出はせず不詳の死として死体検案書を発行する。

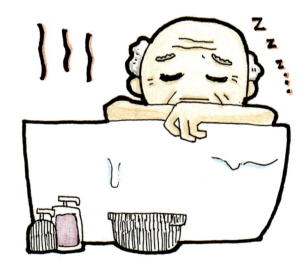

解説

　医師法 21 条では，「医師は死体又は妊娠 4 月以上の死産児を検案して異状がある
と認めたときは，24 時間以内に所轄警察署に届け出なければならない」と規定され
ている。しかし，この「異状」について具体的に法令で定められていないため，いろ
いろな解釈をする人がいるのも事実だ。

　日本法医学会は 1994（平成 6）年，臓器移植の法律を作ろうという議論が高まっ
た際，この届出制度と臓器移植との関係を整理するため，「異状死ガイドライン」を
公表した。このガイドラインでは，病気になり診療を受けつつ，診断されているその
病気で死亡することが「ふつうの死」であり，これ以外は異状死と考えられる，とし
ている。しばらくはこれに対する批判もなく，厚生労働省も「死亡診断書（死体検案
書）記入マニュアル」に「日本法医学会の異状死ガイドライン等を参照」との注を入
れていた（この記載は 2014 年度まで続く）。

> 巻末（付録）に法医学会の異状死ガイドラインを全文記載。
> http://www.jslm.jp/public/guidelines.html#guidelines

　しかし，1999（平成 11）年に都立広尾病院事件が起こり，院長らがこの届出違反
の容疑で起訴されると，この異状死ガイドラインに対しても主に外科医学会を中心に
批判が起こった。診療行為に関係する死を届け出ないことを直ちに届出義務違反とし
て刑事罰の対象とすれば，委縮医療を招きかねない，などというのがその理由だった。
それに対して法医学会は，2002（平成 14）年，見解を公表し，明らかな手術合併症
による死亡まで届出が必要と言っているのではないなどと反論したが，これらの議論
はいまだに解決をみていない。

　一方，都立広尾事件の最高裁判決が，「検案とは外表を検査することをいい」と述
べていることを引用し，外表に異状がなければ届出の必要がないと主張している人も
いるが，これは少数意見であり，少なくとも世界の標準からはまったく外れている。

　また，異状の定義を示した裁判例としては，「死体の異状とは単に死因についての
病理学的な異状を言うのではなく死体に関する法医学的異状と解するべきで」「死体
自身から認識できる何らかの異状な症状乃至痕跡が存する場合だけでなく，死体が発
見されるに至ったいきさつ，……等諸般の事情を考慮して死体に関し異常を認めた場
合を含む」という下級審の判決があり，先の最高裁判決もこれと矛盾するものではな
い。

　というわけで，ここでは基本的に法医学会が示した立場に基づいて解説する。

　届出の第一の意義は，犯罪の発見，つまり犯罪の見逃し防止にある。一見犯罪性が
ないと考えられる事案でも，幅広く届け出ることによって見逃しを防止できる。法医
学会のガイドラインでは，届出の意義がそれだけにとどまらず，「社会生活の多様化・

複雑化にともない，人権擁護，公衆衛生，衛生行政，社会保障，労災保険，生命保険，その他にかかわる問題が重要とされなければならない現在，異状死の解釈もかなり広義でなければならなくなっている」と言っている点も留意する必要がある。

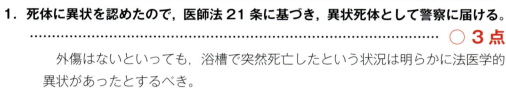

A22 この医師はどうすればよいか？

1. 死体に異状を認めたので，医師法 21 条に基づき，異状死体として警察に届ける。 ………………………………………………………………………… ○ **3 点**

    外傷はないといっても，浴槽で突然死亡したという状況は明らかに法医学的異状があったとするべき。

2. 検案して外傷がないので，届出はせず死因を溺水として死体検案書を発行する。 ………………………………………………………………………… × **0 点**

    異状とは法医学的異状とされている。外傷がないからといって異状がないとは言えず，また，溺水で死亡したとの確証もこの場面では得られない。

3. 心臓病の疑いが強いので，届出はせず死因を虚血性心疾患として死亡診断書を発行する。 ………………………………………………………………………… × **0 点**

    心臓病の可能性は否定できないまでも，この状況を見ただけで心疾患による死とすることはできない。犯罪死，薬毒物による死，自殺など，様々な可能性を考慮するためにも届出が不可欠。

4. 内外因が不詳だが犯罪性はないので届出はせず，不詳の死として死体検案書を発行する。 ………………………………………………………………………… × **0 点**

    この状況だけでは死因を判断できないと言うのは正しい見解ではあるが，こういったケースでは死亡周辺の状況調査も不可欠。やはり警察への届出が必要。

 お さえの一言

「明らかな自然死以外の死体は警察への届出が必要」

（岩瀬博太郎・石原憲治）

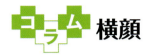 横顔

　長い医者の人生には，無数の出会いがある．その無数の中に，どれだけ時が流れても繰り返し思い出す忘れがたい出会いのいくつかを，医者であれば誰しも胸に秘めているのではないだろうか．

　今から約15年前，内科の研修医であった筆者は，栃木の某病院の救急部で修行中であった．毎日運ばれてくる心肺停止状態の患者，そして医療的敗北の連続は，若い研修医の精神に，生と死の狭間における医療の限界という苦い現状認識を，楔のように打ち込んでいった．そんなある日．

　運ばれてきたのは60代の心肺停止状態の男性患者．自宅で倒れていたところをみつけた第一発見者は，その妻であった．蘇生かなわず死亡を宣告する段での妻の嘆き，医者の無力へのはげしい怒り．何度経験しても決して慣れることのない光景だったのだが……．

　別な患者の検体を届けに検査室に走る筆者の視界に入ってきたのは，たった今夫を失った妻の，その横顔であった．誰かに電話をかけている，誰かと話しているその横顔は，先ほどの感情の嵐の中にいたその人とはまるで別人のように静かでそして冷静であり，口元にはわずかな微笑すらたたえているように見えたのだった．その瞬間に感じた理由のわからぬ違和感をこころにぶら下げたまま，筆者は検査室へ向かった．まもなくして患者の死亡診断書は「慣例」にならい，急性心臓死とされた．

　15年の時が流れた．若く半人前だった内科研修医は，法医学教室で死因を調べるベテランの医者になった．あのとき感じた違和感は何だったのか，本当の死因は何だったのか，妻は何かを隠していたのか，すべては研修医の錯覚・考えすぎだったのか，それは永遠にわからない謎のままだ．謎を謎のままに抱えながら，あの横顔を一生の宿題としてくりかえし思い出してゆくのかもしれない．

（吉田真衣子）

23.
届出の要不要

　人は医師の死亡の確認により死と告知される。しかし，それだけでは死亡届を出すことはできず，したがって埋葬の許可も下りない。医師が死亡診断書あるいは死体検案書を発行してはじめて戸籍上の死亡となる。しかし，死体を診察（検案）した医師はその前に医師法 21 条の届出をするかどうか判断しなければならない。具体的にどういう場合届出が必要になるのだろう。

Q23-1　医師法 21 条の届出が必要でないものはどれ？

1．腹部を蹴られ，外傷性小腸穿孔で入院していた患者が，腹膜炎で死亡した。
2．肝硬変で入院中の患者が，食道静脈瘤破裂により，血液を吸引し，窒息死した。
3．交通事故で脳挫傷を受傷し入院中の患者が意識を回復することなく肺炎で死亡した。
4．交通事故で軽傷であった者が事故の翌日に脳梗塞を発症し 2 週間後に死亡した。

Q23-2　医師法 21 条の届出が必要でないものはどれ？

1．4 カ月の乳児が託児所のベッドでうつぶせ寝をし，突然死した。
2．2 週間前バイクと接触し，転倒して脛骨を亀裂骨折した 49 歳男性が，ベッドで安静臥床中，突然胸痛を訴えて死亡した。
3．胃がんで自宅療養中の 60 歳男性が死亡し，その日 2 日ぶりに往診予定だった主治医が診察のうえ胃がんで亡くなった旨の診断をした。
4．交通事故により頭部外傷を負って入院中の 43 歳男性が，1 週間後突然上部消化管より出血し死亡した。潰瘍の既往歴は不明である。

解説

　死因といっても，大別して直接死因，原死因，死因の種類（病死，不慮の外因，自他殺など）があり，さらに直接死因と原死因の間に別の死因が入ることもある。届出の要否を決めるのは主に死因の種類と原死因だ。それぞれの項目で，死因の種類はどんな可能性があるか，原死因は何と推察されるかが大切である。原則は，原死因及び死因の種類が自然死（確定診断された病死）でない場合は届出が必要ということになる。

　死亡診断書（死体検案書）には，最も死亡に影響を与えた傷病名を医学的因果関係の順に記入し，Ⅰ欄中で一番下の欄に記入した傷病名が原死因になる。また，Ⅱ欄には直接には死因に関係していないが，Ⅰ欄の傷病等の経過に影響を及ぼした傷病名等があれば記入する（144頁 死亡診断書記入例参照）。

　医師法第20条は，「医師は，自ら診察しないで治療をし，若しくは診断書若しくは処方せんを交付し，自ら出産に立ち会わないで出生証明書若しくは死産証書を交付し，又は自ら検案をしないで検案書を交付してはならない。但し，診療中の患者が受診後24時間以内に死亡した場合に交付する死亡診断書については，この限りでない。」と規定されている。この但し書きから，受診後24時間経った後に自分の患者が亡くなった場合，死亡診断書は書けず，異状死として警察に届け出なければならない，との解釈が一部で行われた。これでは在宅で平穏に見とられたいとの趣旨に反するということで，厚生労働省は2012年に通知を出し，「24時間経過した場合でも，死亡後改めて診察を行い，生前に診察していた傷病に関連する死亡であると判定できる場合には，死亡診断書を交付することができる」とした。しかし，当然一定程度継続的に患者を診ていた医師がその死が近いことを予期していた場合であり，この通知の趣旨に反する乱用は避けなければならないだろう。

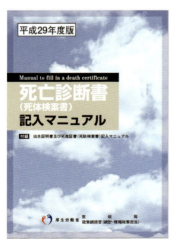

図1　死亡診断書（死体検案書）記入マニュアル
厚生労働省では，毎年「死亡診断書（死体検案書）記入マニュアル」を発行し，ウェブ上（http://www.mhlw.go.jp/toukei/manual/）にも掲載している。このマニュアルをみても，死亡診断書（死体検案書）の記載方法や，異状死体としての届出に関して分からない点があれば，厚生労働省医政局医事課企画法令係に電話（03-5253-1111 内線2569）で尋ねるとよい。

A23-1 医師法 21 条の届出が必要でないものはどれ？

1. 腹部を蹴られ，外傷性小腸穿孔で入院していた患者が，腹膜炎で死亡した。
　　　　　　　　　　　　　　　　　　　　　　　　　　　　× 0 点
　　直接死因は腹膜炎だが，原死因は外傷性小腸穿孔ということで，死因の種類として他殺が疑われる典型的な例。

2. 肝硬変で入院中の患者が，食道静脈瘤破裂により，血液を吸引し，窒息死した。
　　　　　　　　　　　　　　　　　　　　　　　　　　　　○ 3 点
　　直接死因は窒息だが，肝硬変が原死因となって食道静脈瘤破裂をもたらしたと推定されるので，確定診断をされていた原因で死亡したのであるから届出は不要。

3. 交通事故で脳挫傷を受傷し入院中の患者が意識を回復することなく肺炎で死亡した。　　　　　　　　　　　　　　　　　　　　　　　　　　× 0 点
　　直接死因は肺炎であっても，死因の種類は不慮の外因死（交通事故），原死因は脳挫傷だから届出は必要。

4. 交通事故で軽傷であった者が事故の翌日に脳梗塞を発症し 2 週間後に死亡した。
　　　　　　　　　　　　　　　　　　　　　　　　　　　　× 0 点
　　脳梗塞の原因は明らかではなく，交通事故と脳梗塞の因果関係が疑われるため届出は不可欠。

A23-2 医師法 21 条の届出が必要でないものはどれ？

1. 4 カ月の乳児が託児所のベッドでうつぶせ寝をし，突然死した。 …… × 0 点
　　「一見健康に生活していたひとの予期しない急死」にあたる。

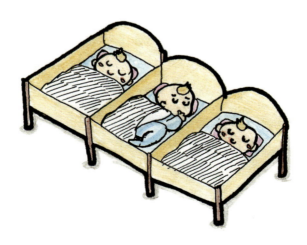

2. 2週間前バイクと接触し，転倒して脛骨を亀裂骨折した49歳男性が，ベッドで安静臥床中，突然胸痛を訴えて突然死した。 ………………………… **× 0点**

　　事故との因果関係がある可能性がある。仮に因果関係がないとしても，加療対象の傷病以外による死亡である。

3. 胃がんで自宅療養中の60歳男性が死亡し，その日2日ぶりに往診予定だった主治医が診察のうえ胃がんで亡くなった旨の診断をした。 ……………… **○ 3点**

　　診療後24時間以内の死亡でなくても，死亡後改めて診察を行い，生前に診療していた傷病に関連する死亡であると判定できる場合には，死亡診断書を交付することができる。（前述の厚生労働省医政局通知）

4. 交通事故により頭部外傷を負って入院中の43歳男性が，1週間後突然上部消化管より出血し死亡した。潰瘍の既往歴は不明である。 ………………… **× 0点**

　　入院中であっても，確定診断された傷病以外の原因で死亡した場合は検案をし，この場合は交通事故との因果関係がある可能性もあるため，届出が必要。

（岩瀬博太郎・石原憲治）

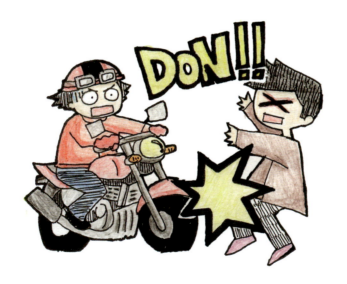

24. 死亡診断書と死体検案書

　死亡診断書の書式をみると，死亡診断書と死体検案書が併記され，どちらかを消すようになっている。ここでは死亡診断書と死体検案書の使い分けについて考える。死体に異状があるとして届け出られた死体について，通常は警察官が検視あるいは死亡調査を行い，警察嘱託医（監察医が置かれているところは監察医）が検案し，死体検案書を発行することになる。ただし，受傷後一定の期間病院等で治療を行った後の場合，厚労省のマニュアルに基づくと，担当していた医師が死亡診断書を書くことになる。その場合でも継続治療していた病死以外であれば届出は必要。

Q24　次のそれぞれの事例を医師の「自分」として死亡診断書を書くことができるのはどれ？

1. 自分がしばらく診ていない60歳男性の患者が悪性リンパ腫で自宅療養中死亡し，自分が死亡を確認した。入院先では余命1ヵ月と診断されていた。
2. 66歳男性が泥酔し自宅の階段から転落し倒れているのを帰宅した家族が発見した。救急車が病院に搬送したが救急医である自分が死亡を確認した。
3. 58歳女性が重篤な肺がんを患い，入院を嫌がる本人の希望で自分が往診していたところ，最後の往診の翌日の朝自宅で死亡した。
4. 自分が担当していた胃がんの疑いで検査中の患者が一時帰宅中に急死した。CTを撮ったところ，死因は内因性のくも膜下出血であることが判明した。

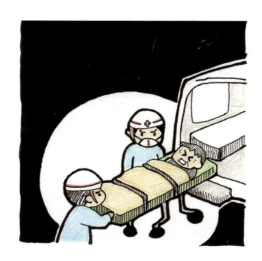

解説

厚生労働省の「死亡診断書（死体検案書）記入マニュアル」には，死亡診断書と死体検案書の使い分けについて，次のように書かれている。

「医師は，次の二つの場合には，死体検案を行った上で，死亡診断書ではなく死体検案書を交付することになっています。①診療継続中の患者以外の者が死亡した場合②診療継続中の患者が診療に係る傷病と関連しない原因により死亡した場合」

A24 次のそれぞれの事例を医師の「自分」として死亡診断書を書くことができるのはどれ？

1. 自分がしばらく診ていない60歳男性の患者が悪性リンパ腫で自宅療養中死亡し，自分が死亡を確認した。入院先では余命1ヵ月と診断されていた。　× 0点

　　　上記の①にあたる。この場合，この医師が診察し，死因が，悪性リンパ腫が引き起こした何らかの原因で死亡したことを確認すれば届出をする必要はないとされているが，そうした場合であっても生前直接診療にあたってはいなかったので，医師は死体検案書を発行することになる。もし，診断しても確実な判断ができない場合は，入院先の主治医にあらためて診断してもらうか，警察に届けるかということになるだろう。

2. 66歳男性が泥酔し自宅の階段から転落し倒れているのを帰宅した家族が発見した。救急車が病院に搬送したが救急医である自分が死亡を確認した。　× 0点

　　　これは状況から判断しても，外表からみても異状死体であるので，警察に届け出たうえでその判断に委ねる。警察は，事件性の有無を調べ，警察嘱託医（監察医制度があるところは監察医）が検案することになるが，警察がこの救急医に書類作成を依頼する場合もある。その場合，上記の①にあたるので，死亡診断書ではなく死体検案書になる。

3. 58歳女性が重篤な肺がんを患い，入院を嫌がる本人の希望で自分が往診していたところ，最後の往診の翌日の朝自宅で死亡した。 ……………………… ○ 4点

　　　肺がんで診療継続中の患者がその疾病で死亡したと判断すれば死亡診断書になる。医師法20条但し書き「但し，診療中の患者が受診後24時間以内に死亡した場合に交付する死亡診断書については，この限りでない（診察しないで診断書を発行できないというにはあたらない）」に該当するので，あらためて診察することなしに死亡診断書を発行することができる。しかし，その場合も死期を予期していなかった場合は警察に届け出るべきだ。

4. 自分が担当していた胃がんの疑いで検査中の患者が一時帰宅中に急死した。CTを撮ったところ，死因は内因性のくも膜下出血であることが判明した。
.... **× 0 点**

　　　　　上記の②にあたる。診療継続中の疾病（胃がんの疑い）と死因（内因性くも膜下出血）に直接の関係がないと判断されるため，死体検案書を発行することとなる。ただし，くも膜下出血には外因性の場合もあるので，その疑いが少しでもあれば警察に届け出るべきである。

　ここで，死亡診断書（死体検案書）（p132 参照）の記入のしかたについておさらいしよう。最も大事なのは死因統計のもととなる「死亡の原因」の欄だ。Ⅰ欄のアには直接死因を書き，イ，ウ，エに最も死亡に影響を与えた傷病名を医学的因果関係の順に記入する。その結果としてⅠ欄中で一番下の欄に記入した傷病名が原死因になり，それが死亡統計上の死因になる。厚労省作成のマニュアルの一般的注意には，特に2点を記している。その一つは，「疾患の終末期の状態としての心不全，呼吸不全等は書かないように」である。終末期の心停止あるいは呼吸停止をもって，心不全，呼吸不全等と記入し，それだけが記されていること自体，正しい死因とは言えないし，死亡統計を不正確にするからだ。もう一つは，「『老衰』は，高齢者で他に記載すべき死亡の原因がない，いわゆる自然死の場合のみ」用いよとのこと。医師としてできる限り原死因としての疾病を記録すべきだ。ただし，誤嚥性肺炎を併発して死亡した場合は，アに誤嚥性肺炎，イに老衰を記入する。ここで仮にアの誤嚥性肺炎のみを記入すると，原死因が肺炎となり，誤った死因統計になってしまう。

　次に，「死因の種類」をみてみよう。死亡診断書（死体検案書）の死因の種類欄をみると，まず，①病死及び自然死，外因死，（12）不詳の死の三つに分類した後，外因死を，不慮の外因死，その他及び不詳の外因死の二つに分け，さらに，不慮の外因死のなかを，②交通事故，③転倒・転落，④溺水，⑤煙，火災及び火焔による傷害，⑥窒息，⑦中毒，⑧その他に分け，その他及び不詳の外因死のなかを，⑨自殺，⑩他殺，⑪その他及び不詳の外因に分けている。例えば，ガス中毒による自殺の場合，不慮の外因死の中毒ではなく自殺とする。ここには「その他」があちこちにあり分かりにくいが，次のように考えればよい。不慮の外因死のなかの「その他」は，熱中症，凍死，感電，落下物，自然災害などで，外因死であって自他殺ではないことが明らかなもの。「その他及び不詳の外因」は，刑の執行，戦争行為による死及び，例えば溺死のように外因死であることは明白だが自他殺，事故の判別がつかない場合だ。大分類としての不詳の死はそもそも病死・自然死か外因死かが不詳の場合で，白骨死体のように死因そのものが不詳の場合と，浴槽内での死亡のように，何らかの疾病が引き金になっているのか，熱中症のような外因なのかが不詳の場合もある。

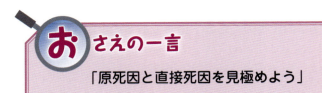

「原死因と直接死因を見極めよう」

（岩瀬博太郎・石原憲治）

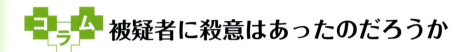 被疑者に殺意はあったのだろうか

　裁判に出廷した時によく受ける質問の一つだ。「殺意というものを医学的，科学的に評価する方法はない。その部位を刺すということは，社会通念上どのような意味を持つのか，裁判員のみなさんと裁判官の方々が考え，判断すべきことです」と答えることにしている。法医学者としてではなく一般市民の感覚で述べてもよいならば答えるが…。

（矢島大介）

コラム　海外の届出制度

　日本には届け出るべき死体の定義がないが，欧米各国は法令で定めている例が多い。

　例えば，フィンランドでは「死因究明法」という法律で，1) 死因となった疾病が不明な場合，または，最後の疾病の際に医師の治療を受けていなかった場合，2) 死亡の原因が犯罪，事故，自殺，中毒，職業病又は医療措置（過誤）による場合，又は何らかの理由によるそうした死亡であると疑われる場合，3) その他，死亡が予期せずに発生した場合，と規定されている。このような死体に遭遇した人は，警察か医師に届け出て，医師は届出の要件に当たっていると判断すると，警察に届け出る。

　また，EUでは1999年，「法医解剖規則の調整に関する勧告」Recommendation No. R (99) 3 of the Committee of Ministers to Member States on the Harmonisation of Medico-legal Autopsy Rules を議決し，解剖に付すべき死の要件を定め，加盟国はこの勧告に沿った運用を行っている。

　近年，最も死因究明が進んでいると言われているオーストラリア・ビクトリア州の州法，コロナー法2008では，届け出るべき死をその第4条で (a) から (j) まで細かく定義している（図1）。同様な法令は米国にもあり，例えば，バージニア州の州法では，1) 暴力，事故，自他殺，2) 突然死，非受療死，3) 刑

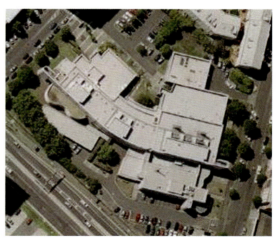

図1　オーストラリア・ビクトリア州のコロナー事務所及び法医学研究所（メルボルン）

事施設等での死，4) 精神病院での死，5) 幼児の突然死（SIDS）の場合，地方のメディカル・エグザミナーに届け出ることとされ，地方のメディカル・エグザミナーは，それがその基準に該当すれば州のメディカル・エグザミナー（法医学医師）に届け，そこで調査や解剖が行われる。米国には全州にこう

した法令がある（図2，図3）。

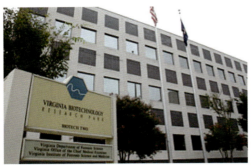

図2　バージニア州チーフ・メディカル・エグザミナー事務所

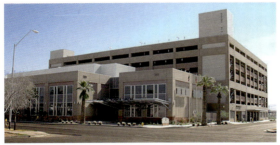

図3　マリコパ郡法医科学センター
アリゾナ州フェニックスを中心とした人口400万人の郡で，このようなメディカル・エグザミナー事務所を含むセンターを持っている。

　いずれにせよ，欧米では，自他殺，事故死が疑われる事案はもちろん，突然死，医師にかかっていない死，さらには，刑務所や精神病院内での自然死と推測される死も含め，幅広く届け出ることを義務付けている国や地域がほとんどである。

（石原憲治）

25.
死亡診断書/死体検案書【院内死亡編】

68歳，女性。

12年前に自転車走行中に乗用車と接触し，頸髄損傷により人工呼吸器，胃瘻，尿道バルーン留置し入院中であった。肺炎，尿路感染症を繰り返していたが，平成Z年6月30日より39度台の発熱を認め，気管内からは多量の粘稠痰を吸引。胸部X線写真上，右下肺野を中心とした浸潤影を認め，喀痰塗抹培養検査では *Acinetobacter baumannii*（白血球貪食あり）が検出された。尿培養および血液培養は陰性であった。抗生剤治療を行ったが，呼吸状態が悪化し，家族からDNARの申し出があったため延命治療は行わず，平成Z年7月5日午前5時50分，死亡を確認した。

Q25-1 死亡確認ののち，医師による届出および書類作成に関して，正しい組み合わせはどれか？

1．死亡診断書を作成し，異状死届出は不要である。
2．死亡診断書を作成し，異状死として届け出る。
3．死体検案書を作成し，異状死届出は不要である。
4．死体検案書を作成し，異状死として届け出る。

Q25-2 死亡診断書/死体検案書の記述として正しい組み合わせはどれか？

死亡の原因および死亡までの時間（I欄）				I欄の傷病経過に影響を及ぼした傷病名（II欄）		死因の種類
（ア）直接死因		（イ）（ア）の原因				
1	肺炎	6日間	頸髄損傷	12年間			1 病死
2	頸髄損傷	12年間			肺炎	6日間	2 交通事故
3	肺炎	6日間			頸髄損傷	12年間	1 病死
4	肺炎	6日間	頸髄損傷	12年間			2 交通事故

A25-1 死亡確認ののち，医師による届出および書類作成に関して，正しい組み合わせはどれか？

1. 死亡診断書を作成し，異状死届出は不要である。………………… × 0点
2. 死亡診断書を作成し，異状死として届け出る。 ………………… ○ 3点
3. 死体検案書を作成し，異状死届出は不要である。………………… × 0点
4. 死体検案書を作成し，異状死として届け出る。 ………………… × 0点

　直接死因が肺炎であることは経過から診断可能であろう。高齢者の市中肺炎による死亡であれば，これは病死として死亡診断書を発行することができる。一方，本事例については，肺炎の原因をさかのぼって考慮する必要がある。

　培養で同定された通り，本事例は*Acinetobacter baumannii* による肺炎と考えられ，これは日和見感染を来す細菌として知られている。本事例は 12 年前の交通事故による頸髄損傷のため長期臥床，人工呼吸器装着を強いられており，これに付随する感染症の繰り返しにより免疫能が低下していた可能性が考えられる。したがって，頸髄損傷がなければ*Acinetobacter baumannii* による肺炎に罹患した可能性は低い，という観点から，原死因として頸髄損傷が考えられ，法医学会の示した異状死ガイドラインの【2】外因による傷害の続発症，あるいは後遺障害による死亡に相当するため，異状死として届け出ることが妥当である。

POINT

　死亡診断書及び死体検案書は，「人の死亡に関する厳粛な医学的・法律的証明」であり，単に死亡を証明する書類であるだけでなく，死因統計作成の資料となって重要な社会医学的役割を担っている。

　遺族にとっては，死亡時刻によっては遺産相続の順位に影響したり，保険金の請求等において内因死と外因死の鑑別が重要になることがある。したがって，記載に際しては，「医学的，客観的事実を正確に記入」する。

25. 死亡診断書／死体検案書【院内死亡編】　**143**

A25-2　死亡診断書／死体検案書の記述として正しい組み合わせはどれか？

	死亡の原因および死亡までの時間（Ⅰ欄）				Ⅰ欄の傷病経過に影響を及ぼした傷病名（Ⅱ欄）		死因の種類
	（ア）直接死因		（イ）（ア）の原因				
1	肺炎	6 日間	頸髄損傷	12 年間			1 病死
2	頸髄損傷	12 年間			肺炎	6 日間	2 交通事故
3	肺炎	6 日間			頸髄損傷	12 年間	1 病死
4	肺炎	6 日間	頸髄損傷	12 年間			2 交通事故

1. × 0 点
2. × 0 点
3. × 0 点
4. ○ 4 点

【Ⅰ欄】

　直接死因が肺炎であること，さかのぼって考えると原死因が頸髄損傷であることは先に述べた解説の通りである。

【Ⅱ欄】

　死亡診断書（死体検案書）記入マニュアルではⅡ欄には「直接には死因に関係しないが，Ⅰ欄の傷病等の経過に影響を及ぼした傷病名等があれば記入」とあるので，例えば 2 型糖尿病による易感染性や，肺気腫の既往による呼吸機能低下などがあれば記載する。

【死因の種類】

　死亡診断書（死体検案書）記入マニュアルでは「直接死因が疾病であっても，直接死因に影響を及ぼした損傷等があると判断される場合」は外因死として取り扱う，とされる。本事例では原死因が交通事故による頸髄損傷であるので，死因の種類は「不慮の外因死」のうち，「2 交通事故」となる。また，「外因死の追加事項」欄にも当該交通事故が発生したとき，発生したところの種別（道路），住所，手段及び状況についても記載する（図 1）。

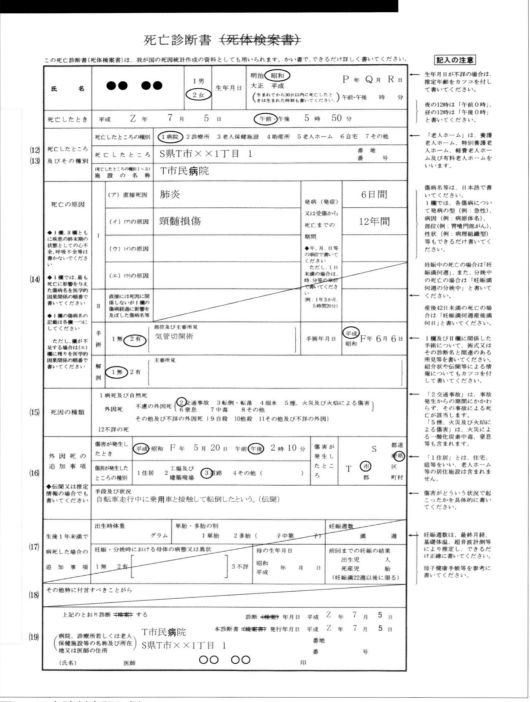

図1 死亡診断書記入例

(本村あゆみ)

コラム　日本の法医学はいつから始まったか

　ヨーロッパ大陸では1200年代からさかんに人の解剖が行われ，殺人事件など犯罪捜査の際司法解剖を行うことが定着し，その基礎となる学問として1600年代には北イタリアを中心に法医学が確立したと言われている。

　一方，わが国では死体解剖という伝統はなく，江戸時代はもっぱら役人が外表から死体を調べていた。その教科書は中国の検視の手引書を翻訳した「無寃録述」（図1）。今も使える有用な記述と迷信に近い俗説が混在していた。例えば，「溺死の場合，男は俯せ，女は仰向けで浮上する」など。一応，必要な場合は医師に相談していたようだが，解剖も薬物検査もなければ，かなり不正確な死因の判定をしていたのだろう。

　明治になると，他の学問領域同様，法医学も西洋から入ってきた。だが，その背後には明治政府の強い関与があった。攘夷の気風も残り日本人による外国人の殺傷もある一方，外国人による殺傷事件も多く，こうした事件は時折外交問題になった。しかし，特に領事裁判権の下，法医学的証拠がなければ，外国人を罰することはなお難しい。このことが，政府に法医学の確立を急がせることとなった。

　政府は，当時東大医学部を卒業したばかりの医師，片山国嘉（くによし）（図2）をドイツ・オーストリアに留学させた。そこで4年間法医学を学んだ片山は，帰国後1888年，東大教授として，わが国で初めて法医学の講座を開いた。大学の法医学教室（講座）で司法解剖を行うという点もヨーロッパ大陸の伝統を受け継いだもので，現在に至っている。しかし，現在も法医解剖率は欧米と比べると極端に少なく（警察届出死体の約12％），ほとんどの死因の推定を外表からの検査に頼っているのが実情だ。

（石原憲治）

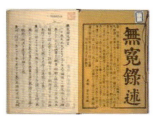

図1　無寃録述

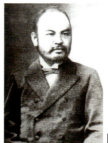

図2　片山国嘉

26.
死亡診断書/死体検案書【院外死亡編】

54 歳，男性。

午前 1 時 15 分，救急隊現着時には心肺停止状態。AED にて電気ショックの適応なく，胸骨圧迫と人工換気を継続しながら午前 1 時 40 分に救急搬入された。搬入時の心電図波形は Asystole。Epinephrine 反復投与も蘇生行為に反応なく，同日午前 1 時 55 分に死亡確認した。

同居する妻（36 歳）の話では，性交渉中に突然胸痛を訴えうなっていたが，「救急要請は必要ない」というので様子を見ていた。動かなくなったので救急車を呼んだ。最近胸を痛がることが時々あったが，本人が病院嫌いであり，受診しなかった。既往症は不明。突然死の家族歴はないとのこと。

搬入時血液データ（表 1），死後 CT（図 1）を示す。

表 1　搬入時血液データ

検査項目	結果	基準値
白血球（WBC）	9,400 / μL	3,500-9,000
ヘモグロビン	14.6 g / dL	13.5-17.6
AST（GOT）	542 IU / L	10-40
ALT（GPT）	461 IU / L	5-40
LDH	975 IU / L	115-245
尿素窒素（BUN）	18 mg / dL	8-22
クレアチニン	0.9 mg / dL	0.61-1.04
Na	145 mmol / L	136-147
K	6.8 mmol / L	3.5-5.0
Cl	102 mmol / L	95-110
血糖	382 mg / dL	80-110
CRP	0.4 mg / dL	＜ 0.3
乳酸	20.4 mmol / L	3.3-14.9
pH	6.89	7.35-7.45
$PaCO_2$	48.2 mmHg	35-45
アニオンギャップ	35.4	12 ± 2

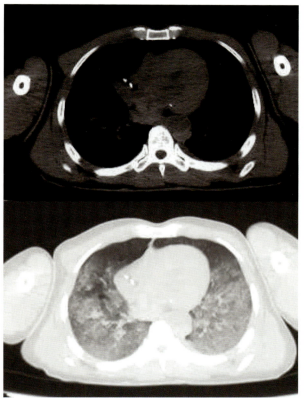

図1 死後CT像

Q26 診療した医師が次に取るべき行動はどれか？

1．異状死として警察に届け出る。
2．状況及び所見から，死因を「急性心筋梗塞（疑い）」とし，死亡診断書を作成する。
3．状況及び所見から，死因を「急性心筋梗塞（疑い）」とし，死体検案書を作成する。
4．尿のトライエージ検査等を追加し，異常があれば警察に届け出る。

A26 診療した医師が次に取るべき行動はどれか？

1. 異状死として警察に届け出る。 ……………………………… ○ 3点
2. 状況及び所見から，死因を「急性心筋梗塞（疑い）」とし，死亡診断書を作成する。 ……………………………………………………… × 0点
3. 状況及び所見から，死因を「急性心筋梗塞（疑い）」とし，死体検案書を作成する。 ……………………………………………………… × 0点
4. 尿のトライエージ検査等を追加し，異常があれば警察に届け出る。 … × 0点

　結論から言うと，本件は妻がアジ化ナトリウム入りカプセルを「精力増強剤」として良人に投与した殺人事件であった。来院時はCTでの左右肺水腫やアシドーシス，乳酸高値など非特異的所見に留まるため，これらの所見のみから薬物中毒を疑うことは困難である。中毒を疑ったとしても，即時的に結果が得られるようなTriage DOA® やINSTANT VIEW® では，検出対象が覚剤や麻薬などの一部の違法薬物と精神神経作用薬などに限定されるため，臨床現場での詳細な薬毒物検索は困難である。

　医学教育においては，主訴や現病歴，既往歴などの問診から様々な疾患を想起し，理学所見ならびに血液検査や画像検査等により鑑別を行い，診断に至ることが重要とされている。しかしながら，患者本人が必ずしも事実を述べるとは限らないことは，詐病などでしばしば経験される。来院時心肺停止事例では，本人からの問診聴取ができないため，家人等の目撃者の証言が非常に重要となる。身近な者の突然の死で動揺している遺族を疑ってかかることは，医療者の倫理として受け入れ難いかもしれない。しかし，一方で殺人事件において，被害者が被疑者の親族である比率は52.2％（平成23年）との報告があることから，遺族の話を鵜呑みにすることは犯罪の見逃しにつながりかねない。

　　法務総合研究所研究部報告50より　http://www.moj.go.jp/content/000112398.pdf
　　［平成28年8月30日アクセス］

　このように，問診が必ずしも当てにならないほか，CTや簡易検査で検出できる異常にも限界があることから，特に院外CPA事例において診断の不確かなものについては，死亡の原因，死因の種類を「不詳」とし，異状死として届け出た上で，詳細な死因の検索を行う必要がある。

（本村あゆみ）

コラム 消えた凶器

　ミステリー小説に，「密室の謎」や「鉄壁のアリバイ」とならんで人気の高いトリックがある。「消えた凶器」とよばれるものだ。これは，被害者に致命傷を負わせた道具である「凶器（法医学用語としては『成傷器』）」がみつからない，何が凶器であるのかさえも特定できない，そのために事件を担当する探偵や刑事は頭を抱える，というのがそのおおむねの展開である。この方法で有名なミステリーには，古くはシャーロック・ホームズシリーズの「まだらの紐」があるし，身近には名探偵コナンシリーズに「消えた凶器捜索事件」があり，その他も氷などのさまざまなバージョンが知られている。ミステリー好きにとって，記憶にのこる「消えた凶器」について語るというのはひとつの楽しみかもしれない。

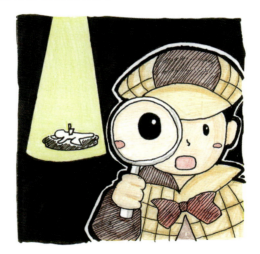

　さて，筆者が「消えた凶器」ときいていつも最初に思い出すもの，それは，劇作家・詩人であった寺山修司の言葉である。彼はエッセイの中で，ボクサーになるのをあきらめて詩人になろうと思った経緯を語り，こんな風に続けている。（以下一部抜粋）

> そのかわり私は，詩人になった。そして，言葉で人を殴り倒すことを考えるべきだと思った。詩人にとって，言葉は凶器になることも出来るからである。私は言葉をジャックナイフのようにひらめかせて，人の胸の中をぐさりと一突するくらいは朝飯前でなければならないな，と思った。
> 　　　　　　　　寺山修司著．ポケットに名言を．角川書店．2005

言葉はときに凶器になる。まして言葉の達人が言葉をナイフのように使えば，たった一突きで相手の息の音を止めることすらできるかもしれない。そして言葉はあとかたもなく消えてゆく。「消えた凶器」となるのである。

刑法の演習にこのような例題がある。「AはBを殺害する目的で，ピストルを撃った。撃った弾はBに命中しなかったが，驚いたBは心筋梗塞を発症しその場に倒れこんで死亡した。Bが死亡したことを確認したAはその場を立ち去った。Aの罪責は？」というものだ。その解答は「法的には殺人罪も考慮すべき」となる。これが法医学での「消えた凶器」（または存在しない凶器）といえるかもしれない。

凶器ときいて，特殊な人生を送るか，または特殊な仕事（法医学教室を含め）に就かない限り，一生縁のない言葉であると思われるかもしれない。しかし筆者は想像する。実はそれは，我々のごく身近な日常の中にひそんでいる。言葉，というときに凶器ともなりうる鋭利な刃物を，我々は誰もみな胸の内奥深くに隠し持っているのかもしれないのだ。

（吉田真衣子）

27. わが国の解剖制度

異状があるとして警察等に届け出られた死体は，警察官らによって検視（刑事訴訟法）あるいは調査（死因・身元調査法）が行われ，詳しい死因究明の必要性を認めた場合，解剖が行われることになる。わが国の解剖制度は複雑で分かりにくい。

Q27 解剖制度の説明で正しいのはどれ？

1. 司法解剖の要否は，警察官らが初動捜査をした後，検視官から報告を受けた法医学者が決定する。
2. 監察医は 2 次大戦後 7 都市に置かれたが，現在監察医制度が実質的に機能しているのは東京 23 区のみである。
3. 監察医制度がない道府県は死体解剖保存法第 7 条により，遺族から承諾をとって解剖する制度を設けている。
4. 死因・身元調査法では，保健所長の権限によって，公衆衛生向上を目的とした解剖を行うことができると規定している。

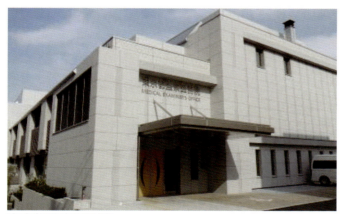

東京都監察医務院

解説

　解剖には，大別して「法医解剖」，「病理解剖」，「正常（系統）解剖」がある。病理解剖とは，病気で亡くなった患者を対象にして，臨床診断の妥当性，治療の効果の判定，直接死因の解明などを目的にする解剖であり，病院で病理医が行う。正常（系統）解剖とは，医学・歯学の教育や研究のための解剖であり，大学の医学部で行われる。法医解剖は，異状死体の死因を明らかにし，犯罪の発見・証拠の収集，事故等の再発や被害拡大の防止，公衆衛生の向上等を目的とした解剖であり，法医学の医師によって行われる。

　法医解剖には，「司法解剖」，「死因・身元調査法解剖（新法解剖）」，「行政解剖（監察医解剖）」，「承諾解剖（準行政解剖）」がある。

　司法解剖は，刑事訴訟法に基づき，犯罪死体や犯罪の疑いのある死体について，検察，警察，海上保安庁などが裁判所の許可状を取って行うもので，ほとんどが大学医学部または医科大学の法医学教室（講座）で行われる。

　死因・身元調査法による解剖は，この法律が2013年に施行されたものだから新法解剖とも呼ばれ，警察や海上保安庁が捜査し，犯罪の可能性が低い，あるいはないと思われた死体に対し行われる解剖だ。司法解剖とほぼ同じ大学で，法医学の医師が行う。

　行政解剖（監察医解剖）は，戦後GHQの指示で，東京23区，横浜市，名古屋市，京都市，大阪市，神戸市，福岡市に監察医が置かれたのが始まり。主目的は公衆衛生の向上。1949年に根拠法である死体解剖保存法ができた。早々に京都と福岡は廃止，横浜市は2013年度末で廃止，名古屋市はほとんど実施していない。現在，東京には都監察医務院（図），大阪は監察医事務所，神戸は監察医務室がある。都府県の事務でありながら対象地域が23区や市というのも通常はない制度だ。

　承諾解剖（準行政解剖）は，監察医のない道府県で，死体解剖保存法第7条に基づき遺族の承諾をとって行う解剖。犯罪性はないとされるが死因不明の遺体などについて実施している。この解剖を行政解剖と呼ぶ県もあるのでややこしい。

A27　解剖制度の説明で正しいのはどれ？

1. 司法解剖の要否は，警察官らが初動捜査をした後，検視官から報告を受けた法医学者が決定する。 ······················· **× 0点**

　　　　　司法解剖は，検察官，司法警察職員（警察官，海上保安官など）が初動捜査の後その実施を決め，裁判所に許可を求めて行う。法医学の医師は解剖の要否を決める権限は持っていない。刑事訴訟法では，「鑑定人は，……裁判所の許

可を受けて，……死体を解剖……することができる。」とされ，検察官や司法
警察職員（警察官や海上保安官等）が裁判所の許可を求めた後，鑑定を委託す
るとされている。現在，鑑定の委託先は法医学の専門家である医師，つまり法
医学者だ。実施場所を病院と思っている人も多いが，通常は大学の医学部ある
いは医科大学内の法医学教室（講座）だ。

2. 監察医は2次大戦後7都市に置かれたが，現在監察医制度が実質的に機能しているのは東京23区のみである。・・・・・・・・・・・・・・・・・・・・・・・・・・・・・・・・・・・・ △ **1点**

　　死体解剖保存法第8条では，「政令で定める地を管轄する都道府県知事は，
その地域内における伝染病，中毒又は災害により死亡した疑のある死体その他
死因の明らかでない死体について，その死因を明らかにするため監察医を置き，
これに検案をさせ，又は検案によっても死因の判明しない場合には解剖させる
ことができる。」と規定されている。しかし，現在実質的に機能しているのは
東京23区，大阪市，神戸市の3地域だから正解とは言えない。しかし，大
阪市や神戸市は解剖以外の検査体制などが充実していないため，東京と比べ十
分でないとする意見もあるので，この設問に〇をつけた人は準正解とする。

3. 監察医制度がない都道府県は死体解剖保存法第7条により，遺族から承諾をとって解剖する制度を設けている。・・・・・・・・・・・・・・・・・・・・・・・・・・・・・・・・・・・ ○ **3点**

　　死体解剖保存法第7条は，「死体の解剖をしようとする者は，その遺族の承
諾を受けなければならない。」という一般則であり，元来は病理解剖を予想し
た条文と言われている。ただ，監察医制度実施に伴い，他の地方自治体でも実
施できるようにこの運用が始まり，次第に全国に広がった。東京都も23区以
外はこの承諾解剖を行っている。司法解剖や監察医解剖と比べると実施数は少
ない。

4. 死因・身元調査法では，保健所長の権限によって，公衆衛生向上を目的とした解剖を行うことができると規定している。・・・・・・・・・・・・・・・・・・・・・・・・・・・・ × **0点**

　　死因・身元調査法では，犯罪可能性の低い死体について，警察署長（海上保
安庁では海上保安部長）の権限で遺族の承諾なしに解剖できると規定している。
「死因が災害，事故，犯罪その他市民生活に危害を及ぼすものであることが明
らかとなった場合にその被害の拡大及び再発の防止その他適切な措置の実施に
寄与するとともに，遺族等の不安の緩和又は解消及び公衆衛生の向上に資し，
もって市民生活の安全と平穏を確保することを目的とする。」と規定されてい
るように，公衆衛生の向上も目的の一つであるが，保健所に権限があるわけで
はない。

（石原憲治）

コラム　足利事件に思う

　だれもが一度は耳にしたことがあると思う「足利事件」。この事件は日本でDNA鑑定の導入が行われてすぐに起こった事件であり、当時、多くの人が犯人逮捕の決め手と言われたDNA鑑定に注目した。しかし、1993年に言い渡された有罪判決は、時を経て、同じくDNA型鑑定によって覆され、2010年、無罪が確定した。

　では、足利事件のDNA鑑定は間違っていたのか。精度が未熟であった、今より技術が劣っていたのにDNA鑑定を行ったなど、散々言われているが、DNA鑑定の結果そのものは当時の技術で得られる最も公正な結果であった。科学技術は万能ではない。それはどんなに新しい技術が開発されても、また、その技術を取り扱う側の精度がどれだけ上がっても言えることであた。だから、鑑定人及びその結果を扱う人は、画期的な技術でも使い方によっては弊害をもたらす可能性があるということを常に念頭においておく必要がある。しかし、足利事件では、これらの考えが、事件に関わるすべての人で足りていなかった。鑑定人、警察、弁護士、裁判官、また国民の多くがDNA鑑定を妄信し、DNA鑑定の結果は絶対であると思い込み、その結果、冤罪が起こってしまったのである。この事件は科学者だけでなく、警察、法曹関係者、また、事件に関係のない一般の人々にも、科学技術について考えさせる大きな事件であった。

　今でもDNA鑑定がきっかけとなる冤罪事件は発生している。最先端の科学技術を応用する鑑定人の誠実さと慎重さが今こそ求められており、科学者及び結果を扱う者の良心がまさに問われているのだ。

　余談ではあるが、筆者の出身地は足利事件で少女の遺体が発見された川の反対側であり、年齢も被害者少女と同年代である。関連していたと言われている他の事件もあわせれば、自分が被害者になっていてもおかしくはない環境だった。幼いながらに、周りの大人達が出すいつもとは違った空気を感じたことを覚えている。そんな自分が現在仕事の一つとしてDNA鑑定をしているには何かしらの縁を感じる。そして、だからこそ、二度と同じ過ちを犯さないように、科学技術の前進のための研究や、科学技術を用いた鑑定システムの改善策の検討を行っている。そうして、足利事件のような冤罪事件が二度と起こらないよう、また、足利事件の真犯人が一刻も早く逮捕されることを願うのである。　　　　　　　　　　　　　　　　　　　　　（永澤明佳）

付録
法医学会異状死ガイドライン

「異状死ガイドライン」

平成 6 年 5 月

日本法医学会
（日法医誌 1994 第 48 巻 , 第 5 号 , pp.357-358 掲載）

　医師法 21 条に「医師は，死体又は妊娠 4 カ月以上の死産児を検案して異状がある
と認めたときは，24 時間以内に所轄警察署に届け出なければならない」と規定され
ている。

　これは，明治時代の医師法にほとんど同文の規定がなされて以来，第 2 次大戦中の
国民医療法をへて現在の医師法に至るまで,そのまま踏襲されてきている条文である。

　立法の当初の趣旨はおそらく犯罪の発見と公安の維持を目的としたものであったと
考えられる。

　しかし社会生活の多様化・複雑化にともない，人権擁護，公衆衛生，衛生行政，社
会保障，労災保険，生命保険，その他にかかわる問題が重要とされなければならない
現在，異状死の解釈もかなり広義でなければならなくなっている。

　基本的には，病気になり診療をうけつつ，診断されているその病気で死亡すること
が「ふつうの死」であり，これ以外は異状死と考えられる。しかし明確な定義がない
ため実際にはしばしば異状死の届け出について混乱が生じている。

　そこでわが国の現状を踏まえ，届け出るべき「異状死」とは何か，具体的ガイドラ
インとして提示する。

　条文からは，生前に診療中であれば該当しないように読み取ることもできるし，そ
の他，解釈上の問題があると思われるが，前記趣旨にかんがみ実務的側面を重視して
作成したものである。

【1】外因による死亡（診療の有無，診療の期間を問わない）
（1）不慮の事故
交通事故
　運転者，同乗者，歩行者を問わず，交通機関（自動車のみならず自転車，鉄道，
船舶などあらゆる種類のものを含む）による事故に起因した死亡。

自過失，単独事故など，事故の態様を問わない。

転倒，転落

同一平面上での転倒，階段・ステップ・建物からの転落などに起因した死亡。

溺水

海洋，河川，湖沼，池，プール，浴槽，水たまりなど，溺水の場所は問わない。

火災・火焔などによる障害

火災による死亡（火傷・一酸化炭素中毒・気道熱傷あるいはこれらの競合など，死亡が火災に起因したものすべて），火陥・高熱物質との接触による火傷・熱傷などによる死亡。

窒息

頭部や胸部の圧迫，気道閉塞，気道内異物，酸素の欠乏などによる窒息死。

中毒

毒物，薬物などの服用，注射，接触などに起因した死亡。

異常環境

異常な温度環境への曝露（熱射病，凍死）。日射病，潜函病など。

感電・落雷

作業中の感電死，漏電による感電死，落雷による死亡など。

その他の災害

上記に分類されない不慮の事故によるすべての外因死。

（2）自殺

死亡者自身の意志と行為にもとづく死亡。

縊頸，高所からの飛降，電車への飛込，刃器・鈍器による自傷，入水，服毒など。

自殺の手段方法を問わない。

（3）他殺

加害者に殺意があったか否かにかかわらず，他人によって加えられた傷害に起因する死亡すべてを含む。

絞・扼頸，鼻口部の閉塞，刃器・鈍器による傷害，放火による焼死，毒殺など。

加害の手段方法を問わない。

（4）不慮の事故，自殺，他殺のいずれであるか死亡に至った原因が不詳の外因死

手段方法を問わない。

【2】外因による傷害の続発症，あるいは後遺障害による死亡

例）頭部外傷や眠剤中毒などに続発した気管支肺炎

パラコート中毒に続発した間質性肺炎・肺線維症

外傷，中毒，熱傷に続発した敗血症・急性腎不全・多臓器不全

破傷風

付録　法医学会異状死ガイドライン　**157**

　　骨折に伴う脂肪塞栓症　　など

【3】上記【1】または【2】の疑いがあるもの

　外因と死亡との間に少しでも因果関係の疑いのあるもの。

　外因と死亡との因果関係が明らかでないもの。

【4】診療行為に関連した予期しない死亡，およびその疑いがあるもの

　注射・麻酔・手術・検査・分娩などあらゆる診療行為中，または診療行為の比較的直後における予期しない死亡。

　診療行為自体が関与している可能性のある死亡。

　診療行為中または比較的直後の急死で，死因が不明の場合。

　診療行為の過誤や過失の有無を問わない。

【5】死因が明らかでない死亡

（1）死体として発見された場合。

（2）一見健康に生活していたひとの予期しない急死。

（3）初診患者が，受診後ごく短時間で死因となる傷病が診断できないまま死亡した場合。

（4）医療機関への受診歴があっても，その疾病により死亡したとは診断できない場合（最終診療後 24 時間以内の死亡であっても，診断されている疾病により死亡したとは診断できない場合）。

（5）その他，死因が不明な場合。

　病死か外因死か不明の場合。

（日本法医学会教育委員会（1994 年当時）：柳田純一（委員長），木内政寛，佐藤喜宣，塩野 寛，辻 力，中園一郎，菱田 繁，福島弘文，村井達哉，山内春夫）

海外の死因究明制度

　世界の死因究明制度を概観する。

　法医学は17世紀頃，イタリアやドイツを中心に確立し，主に刑事司法に対し医学的証拠を提示する役割を担った。ヨーロッパ大陸では，解剖や検査によって死因を確定し，裁判で犯罪を裏付ける，あるいは無実を立証することが法医学の大きな役割だった。したがって，これらの国の死因究明制度は，刑事司法を担う検察や警察が主体となりつつ，法医学が医学的見地から死因を推定するというシステムに発展していく。今日ロシアや東欧も含め，ヨーロッパ大陸の各国はこうした制度を採っており，わが国がドイツから取り入れた刑事関連法と司法解剖制度も同様だ。その後，各国では犯罪以外の事故，災害，自殺など，公衆衛生目的の死因究明にも広がっていった。

　一方，それとは異なる制度に英国起源のコロナー制度というものがある。コロナーという官吏が調査を行い場合によっては裁判形式の審問によって死因を明らかにするという制度だ。当初から犯罪死だけでなく，自殺，事故死なども対象にした。今でもイングランド・ウェールズをはじめ，アイルランド，オーストラリア，ニュージーランド，カナダなど英語圏の多くの国々で，主に法律家のコロナーが中心となって死因を決定している。医学的検索は法医学医師に委ねられ，異状死と疑われた死体の多くが解剖に付されている。

　この制度が米国で大きく生れ変わったのがメディカルエグザミナー制度だ。多くは無資格だったコロナーに代わり，法医学医師であるメディカルエグザミナーが同様な権限を持ち，調査員による環境調査も行いつつ死因を決める。現在米国の大都市はほとんどコロナー制度を廃止し，このメディカルエグザミナー制度を採っている。わが国が2次大戦後，監察医制度として大都市で採用したものもこの制度だ。

　2011年，警察庁に置かれた「死因究明制度在り方研究会」が海外調査をしてまとめたのが次の表だ。欧州大陸型の3地域（ドイツ・ハンブルグ州，スウェーデン，フィンランド），コロナー制度の2地域（英国，オーストラリア・ビクトリア州），メディカルエグザミナー制度の1地域（米国・キング郡）の解剖率等が記されている。いずれもわが国と比べ，多くの解剖医，高い解剖率となっていることが分かる。

海外調査対象国における法医解剖の現状

	人口百万人当たりの解剖医数	異状死体の解剖率	全死体の解剖率	解剖医一人当たりの解剖数
米国 ワシントン州キング郡	約 3.2 人 （人口約 188 万）	12.5%	9.2%	約 200 体
英国 イングランド＆ウェールズ	約 14.5 人 （人口約 55 百万）	45.8%	21.1%	約 100 体
ドイツ ハンブルク州	約 6.3 人 （人口約 174 万）	19.3%	5.8%	約 110 体
スウェーデン	約 5.4 人 （人口約 930 万）	89.1%	5.9%	約 100 体
フィンランド	約 6.2 人 （人口約 500 万）	78.2% （ただしヘルシンキ市）	24.4%	約 400 体
オーストラリア ビクトリア州	約 2 人 （人口約 500 万）	53.5%	7.6%	約 270 体
（参考）日本	約 1.3 人 （人口約 1 億約 3 千万）	11.2%	1.6%	約 100 体

※異状死体の定義は国により相違しているため，ここで言う異状死体数は第一次死体取扱機関（日本における警察）に対する届出数で計算した。

※表中の解剖率についてはアメリカについては 2008 年中，英国，ドイツ，スウェーデン，フィンランドは 2009 年中（ヘルシンキについては，2008 年中），オーストラリアは 2009 年 7 月から 2010 年 6 月まで，日本は 2010 年中（全死体数は推計値）のものである。

警察庁「犯罪死の見逃し防止に資する死因究明制度の在り方について」最終取りまとめ　資料編
資料 7　海外の死因究明制度　平成 23 年 4 月

■得点表（100 点満点）

Part 1			Part 2			Part 4		
Q	配点	得点	Q	配点	得点	Q	配点	得点
1-1	3		11	3		21	3	
1-2	3		12	3		22	3	
2-1	3		13	3		23	3	
2-2	3		14	3		24	3	
3-1	3		15	3		25	3	
3-2	3		Part 3			26	3	
4-1	3		16	3		27	3	
4-2	3		17	3				
5	3		18	3				
6	4		19	3				
7	4		20	3				
8	4							
9	4							
10-1	3							
10-2	3							

■点数評価

40点以下	基礎的な知識が足りていれば、もう少し点が取れたのでは。この際ヤマ勘を鍛えてもいいかもしれません。
41〜60点	法医学について基礎的な知識と、実際に症例を診る能力があります。今後多数の症例を経験することで、ますますの発展が期待できます。
61〜81点	検案・解剖について十分な経験があるとみました。今後さらなる研鑽を重ねてください。
81〜100点	法医学について十分な知識があるとみました。ぜひ法医認定医・死体検案認定医の資格をとり、ご活躍していただけたらと思います。

索 引

（——は上記の単語を表す）

英 語

A

ABCD（alignment, bone, cartilage, distance of
soft issue）　　　77
AHT: abusive head trauma　　　90
antemortem data　　　122

C

Casper の法則　　　34
CRP　　　64
C 型肝炎　　　80, 82

D

DCM: dilated cardiomyopathy　　　106
DIC: disseminated intravascular coagulation　　　64
DMAT　　　120
DNA　　　121, 122, 123
DNA 型検査　　　118
D- アンフェタミン　　　96
D- メタンフェタミン　　　96

I

INSTANT VIEW®　　　148

L

L- アンフェタミン　　　96
L- メタンフェタミン　　　96

P

postmortem data　　　122

S

SCIWORA: Spinal cord injuries without radio-
graphic abnormality　　　74, 75
sentinel clot sign　　　80
SIDS: sudden infant death syndrome　　　37-40, 86

T

Triage DOA®　　　148

X

X 線　　　23

日本語

あ

アイスピック	4, 22, 24, 25
アミロイドアンギオパチー	64

い

縊死	52
医師法	126
医師法 20 条	122, 132
医師法 21 条	28, 128, 133
異状死ガイドライン	128
溢血点	54, 48, 52, 53
溢血斑	52
遺伝性不整脈	106, 108
イノシシ	22
刺青	62
印象採得	102
インターポール	120

う

うっ血	54, 52

え

腋窩リンパ節	62
液体クロマトグラフィー質量分析法	94
嘔気	80

お

オーストラリア・ビクトリア州	139

か

壊機法	109
解剖制度	38
拡張型心筋症	106
覚醒剤	63, 94
覚醒剤死亡事故	63
拡張型心筋症	106
角膜	
——混濁	30, 33, 35
——中濁	35
——全濁	35
火事	56
ガス	33

監察医制度	153
片刃	4
片山国嘉	145
カミソリ	4
火薬	16
加齢性変化	113
緩解	29
環境温	28
眼瞼結膜の溢血点	38
監察医	153
監察医解剖	152
監察医制度	28
観察医務院	38
感染性脳動脈瘤破裂	64

き

既往歴	148
危険ドラッグ	94
義歯	103
気腫	34
牙	22, 24
虐待	87
逆バックル骨折	69, 81
急死	29
急性中毒患者	94
凝血塊	62
行政解剖	152
行政検視	32
鏡像異性体	95
巨人様観	31, 34
金属アーチファクト	25

く

空気塞栓	70
クラスプ	103

け

警察	122
警察嘱託歯科医	98
刑事訴訟法	151
頸椎損傷	74
頸部圧迫	53
血液生化学検査	64
血液就下	29
検案	120

検案書	32
現病歴	148

こ

光学異性体	95
絞死	52
硬膜下血腫	87, 89
絞扼死	54
コカイン	64
呼吸麻痺	76
個人識別	120
骨折	87, 11
骨折線	12
子ども虐待対応組織	45
コロナー制度	158
コロナー法	139
コンゴーレッド染色	64

さ

災害	120
再硬直	29
裁判員裁判	26
索	48
索状痕	54, 48
挫創	10
殺意	7
擦過傷	10, 4
挫滅輪	18
挫裂創	10, 11
散弾銃	25

し

歯冠厚	102
指圧	29
死因	138
死因・身元調査法	151, 153
死因・身元調査法解剖	152
死因究明制度	158
死因究明法	139
死因検索	122
歯科法医学者	99, 100
歯科所見	121, 122
歯科法医学者	98
歯科身元確認	99
自家融解	32
歯冠長	102, 103
歯冠幅	102

死後経過時間	34
死後 CT	62, 65, 74, 75, 86-90
死後経過時間	28-30, 41, 35
死後経過時間推定	33
死後変化	40
歯痕	102, 104
歯根長	102
四肢麻痺	76
死戦期	62
刺創	25
死体温	28
——, 高体温	30
死体検案書	38, 39, 132, 135, 141, 142
死体現象	28
死体硬直	33, 29
死体取扱規則	98
児童虐待	86
児童虐待問題	26
児童相談所	44
指頭の圧迫	55
死斑	29, 33
死斑の移動	29
司法解剖	152
脂肪酸代謝異常症	40
死亡診断書(死体検案書)記入マニュアル	136, 143
死亡時年齢	113
死亡診断書	38, 132, 135, 137, 141, 142
司法人類学	112
指紋	121, 122
射入口	16
射創管	17
射出口	16
銃創	16, 18, 25
銃弾	16, 17
手掌の白変	35
出血性ショック	80
樹枝状血管文様	32
準行政解剖	152
焼損死体	57
承諾解剖	152
小児死亡事例	86
除外診断	62
ショック	80
屍蝋化	33-35
心タンポナーデ	68
心筋症	106
神経原性ショック	76
心臓マッサージ	81
心臓突然死	106
心臓マッサージ損傷	69

身体的虐待	26, 44, 48
心タンポナーデ	62
身長推定	113, 115
心停止	28
新法解剖	109, 152

す

水中死体	34
水中死体の死後変化	35
水疱	57
スカウト画像	24

せ

成傷器	4, 6, 22, 25
——，鋭的な	4
——，鈍体	10
性別推定	112, 115
石灰化リンパ節	62
切創	4
セレギリン	96
先天性 QT 延長症候群	106, 108
蝉脱，表皮	35
先天代謝異常症	40

そ

創	4
——，鋸歯状	4
——，四角形	4, 5
——，十文字	4, 5
——，すり鉢状	17, 18
——，星芒状	16
——，ドーム状	16, 18
——，破裂状	16
——，辺縁	4
→銃創	
早期死体現象	28
爪痕	55
創洞	4, 6, 10
蒼白帯	54
損傷の評価	4

た

大動脈解離	62, 68
大脳鎌急性硬膜下血腫	87
タオル	55
タバコ熱傷	48

単純X線	24, 89
弾道	17

ち

窒息死	52
窒息	87
窒息死	29
遅発性脾破裂	81, 82
直線	4
直腸温	27, 30
陳旧死体	33

て

定型的縊死	52
電気コード	55

と

瞳孔	30
頭毛，脱落	35
届出制度	139
都立広尾病院事件	128
鈍体	10, 11

な

ナイフ	4

に

二重条痕	48, 49
乳幼児突然死症候群	37-39, 86
尿用の薬物簡易検査キット	94

ね

年齢推定	112, 115

の

脳幹出血	62, 63
脳組織検査	64
脳内出血	64
脳浮腫	87

は

パーキンソン病	96

バージニア州州法	139
敗血症	32, 64
バイトマーク	102-104
排列状態	103
剥離，表皮	31, 35
播種性血管内凝固	64
バックル骨折	69, 81
白骨化	33, 34
晩期死体現象	32

ひ

東日本大震災	118
皮下出血	48
ビクトリア法医学研究所	99
鼻口閉塞	38, 86
肥大型心筋症	106
非定型的縊死	52
脾動脈破裂	82
皮膚変色	48
表皮剥脱	4, 10, 13, 55
漂母皮	35
漂流死体	29
病理解剖	40

ふ

フィンランド	139
腐食動物	34
腐敗現象	32
腐敗ガス	33
腐敗水疱	33
腐敗性浸出液	33
腐敗変色	32
腐敗網	32
ブルガダ症候群	106, 109
プロカルシトニン	64

へ

ヘマトキシリン・エオジン染色	64
ヘマトクリット効果	80
便意	80

ほ

法医解剖	152
法人類学	112
包丁	4

み

ミイラ化	33, 34
水苔	35
ミトコンドリア呼吸鎖異常	40
見張り凝血サイン	80
身元不明者	116, 118
身元不明死体	116, 118

め

| メタンフェタミン | 63, 64 |
| メディカルエグザミナー制度 | 158 |

も

| 諸刃 | 4 |
| 問診 | 148 |

や

扼殺	56
扼死	52
薬毒物検査	64
薬物分析	66

り

リトアニア	57
両側性死斑	29
両刃	4
臨床法医学	26, 104

る

| 類円形変色 | 55 |

ろ

| ロープ | 54 |

隠された真相を暴け！　クイズ なるほど the 法医学

2017 年 12 月 15 日　第 1 版第 1 刷 ©

編　　集	岩瀬博太郎	IWASE, Hirotaro	
	石原　憲治	ISHIHARA, Kenji	
発 行 者	宇山　閑文		
発 行 所	株式会社金芳堂		

〒 606-8425 京都市左京区鹿ヶ谷西寺ノ前町34番地
振替　01030-1-15605
電話　075-751-1111（代）
http://www.kinpodo-pub.co.jp/

組　　版	株式会社データボックス
印　　刷	株式会社サンエムカラー
製　　本	藤原製本株式会社

落丁・乱丁本は直接小社へお送りください．お取替え致します．

Printed in Japan
ISBN978-4-7653-1736-8

JCOPY ＜（社）出版者著作権管理機構 委託出版物＞
本書の無断複写は著作権法上での例外を除き禁じられています．複写される
場合は，その都度事前に，（社）出版者著作権管理機構（電話 03-3513-6969，
FAX 03-3513-6979，e-mail: info@jcopy.or.jp）の許諾を得てください．

●本書のコピー，スキャン，デジタル化等の無断複製は著作権法上での例外
を除き禁じられています．本書を代行業者等の第三者に依頼してスキャンや
デジタル化することは，たとえ個人や家庭内の利用でも著作権法違反です．